Prachi Rathi Harkut

LIGAÇÃO IMPLANTE-PILAR

Prachi Rathi Harkut

LIGAÇÃO IMPLANTE-PILAR

EFEITOS NA SAÚDE DOS TECIDOS PERI-IMPLANTARES

ScienciaScripts

Cover image: www.ingimage.com

This book is a translation from the original published under ISBN 978-620-8-11680-4.

Publisher:
Sciencia Scripts
is a trademark of
Dodo Books Indian Ocean Ltd. and OmniScriptum S.R.L publishing group

120 High Road, East Finchley, London, N2 9ED, United Kingdom
Str. Armeneasca 28/1, office 1, Chisinau MD-2012, Republic of Moldova, Europe
Printed at: see last page
ISBN: 978-620-8-17431-6

Conteúdo

1 Introdução

Os dentes em falta e os tecidos orais de suporte têm sido tradicionalmente substituídos por dentaduras ou próteses parciais para restaurar a capacidade dos pacientes para comer, falar e melhorar a aparência. No entanto, os pacientes nem sempre estão satisfeitos com a função das próteses amovíveis, e nem sempre é possível colocar uma prótese fixa se o número de dentes pilares restantes for insuficiente ou periodontalmente fraco. Durante a década de 1970, o Professor Per-Ingvar Branemark inventou o conceito de implantes dentários osseointegrados. Desde então, a implantologia dentária tem crescido a passos largos nas últimas décadas, uma vez que tem havido uma enorme investigação neste domínio. Por conseguinte, continua a ser um dos melhores métodos para a substituição de dentes em falta e a taxa de sucesso também pode ser previsível.[1]

Os implantes revolucionaram a arte e a ciência da medicina dentária moderna, proporcionando uma nova dimensão à vida e também aos aspectos de restauração na prática diária. Tornaram-se numa opção de tratamento fiável e previsível para arcadas total e parcialmente edêntulas.[2] Os implantes são inseridos cirurgicamente no osso alveolar de ambos os maxilares para reter uma prótese dentária e são suportados e mantidos devido à estreita aproximação do crescimento ósseo à superfície do implante (osseointegração). Nos últimos 30 anos, os implantes dentários têm sido, sem dúvida, um dos avanços científicos mais notáveis na história da medicina dentária.[3]

No que diz respeito à substituição de dentes, quer sejam unitários ou múltiplos, os implantes provaram a sua excelência, proporcionando taxas de sobrevivência a longo prazo. No entanto, também deve ser referido que o osso que suporta os implantes de duas peças sofre reabsorção durante a cicatrização, após a ligação do pilar e durante a fase protética, ou seja, até à entrega da prótese final em substituições de um único dente ou em pacientes parcial ou totalmente edêntulos. Apesar do facto de as razões prováveis para a perda óssea precoce da crista terem sido amplamente discutidas, continua a ser um tópico controverso.[4] A reação óssea à carga,[5] um microgap entre o implante e o pilar,[6] o pescoço polido do implante[7] são enumerados como alguns dos factores responsáveis pela perda óssea peri-implantar precoce. Albrektsson et al., em 1986, propuseram critérios para o sucesso da terapia com implantes que incluíam uma perda de 1,5 mm de osso da crista durante o primeiro ano de função do implante.[8] No entanto, a perda óssea marginal peri-implantar deve ser limitada, uma vez que a perda óssea pode induzir a formação de bolsas, o que pode ser desfavorável para a saúde a longo prazo dos tecidos peri-implantares.

O nível do osso marginal peri-implantar está fortemente relacionado com o nível da mucosa peri-implantar. O estabelecimento de um selamento dos tecidos moles à volta dos implantes dentários e a sua manutenção no futuro é essencial para o sucesso do implante. As dimensões médias dos tecidos moles peri-implantares são bem conhecidas: uma média de 2 mm de epitélio de barreira longo e 1 a 1,5 mm de zonas de integração de tecido conjuntivo.[9] As fibras de colagénio estão presentes em grandes proporções e a maioria delas está disposta paralelamente à superfície do implante.[10] No entanto, os tecidos marginais peri-implantares, incluindo o osso, podem ser afectados por qualquer perturbação da zona de interface do tecido conjuntivo. De facto, um estudo em animais confirmou que a perturbação da zona de interação do tecido conjuntivo através de uma série (cinco vezes) de desconexões e reconexões do pilar resultou numa zona de tecido conjuntivo posicionada mais apicalmente devido ao comprometimento da barreira mucosa.[11]

Durante o protocolo clínico regular de restauração de implantes, o pilar de cicatrização/coroa provisória é fixado ao corpo do implante assim que este é exposto à cavidade oral. Antes do fabrico da prótese final, os pilares de cicatrização provisórios têm de ser desconectados e reconectados algumas vezes para efeitos de registo da impressão, prova da estrutura metálica, entrega dos pilares definitivos pré-fabricados personalizados ou padrão e restauração protética final. No protocolo de colocação repetida/provisional do pilar, a desconexão e reconexão repetidas do pilar podem insultar mecanicamente a barreira do tecido mole (mucosa) e podem iniciar bactérias e outros irritantes tóxicos na barreira implante-mucosa para induzir inflamação. Por conseguinte, a manipulação do pilar desconectado pode afetar a barreira implante-mucosa, ou seja, a perturbação da zona de "integração do epitélio juncional e do tecido conjuntivo", e pode afetar adicionalmente os tecidos marginais da mucosa peri-implantar, bem como o osso peri-implantar, afectando finalmente a resistência dos tecidos duros e moles peri-implantares.[12] Degidi et al. 2011 demonstraram nos seus estudos experimentais que a não remoção do pilar definitivo (DA) colocado aquando da cirurgia de implante resultou numa redução estatisticamente significativa da remodelação óssea horizontal em redor do implante.[13] Vários estudos avaliaram se uma sequência de desconexões/reconexões de pilares pode afetar a barreira da mucosa e resultar em perda óssea marginal; mas os resultados foram contraditórios.[14] Por conseguinte, estas evidências experimentais encorajaram o desenvolvimento do "pilar único", o que significa que o AD é ligado ao implante, assim que o implante é exposto ao ambiente da cavidade oral. O AD é mantido tal como está durante todos os procedimentos, até ao fabrico da prótese definitiva, não sendo necessário qualquer outro pilar provisório ou de cicatrização.[15]

As radiografias fornecem informações abundantes sobre o osso, mas dão uma representação bidimensional de estruturas tridimensionais e as suas limitações são bem conhecidas. As estruturas anatómicas complexas, como as placas corticais, podem ser sobrepostas na região de interesse. Para ultrapassar as dificuldades inerentes à radiografia convencional, podem ser utilizados meios de diagnóstico avançados, como a análise de imagens 3D por tomografia computorizada de feixe cónico (CBCT), que permite medir os níveis ósseos em três dimensões com maior precisão. Para alcançar o sucesso a longo prazo e evitar complicações dos implantes, a determinação pré-cirúrgica adequada da quantidade e qualidade do osso disponível no local de interesse e a seleção do comprimento e largura adequados dos implantes a inserir é um dos factores mais importantes. Existem muitos estudos disponíveis que afirmam a utilidade clínica superior da imagiologia transversal e, mais recentemente, da TCFC, em comparação com as técnicas radiográficas padrão para a avaliação dos locais dos implantes e para o melhor posicionamento dos implantes dentários no osso disponível.[16] Além disso, a TCFC é um dos métodos mais recentes de avaliação das alterações do nível ósseo em redor dos implantes dentários e existem muito poucos estudos que tenham utilizado a TCFC neste domínio.

A elevada taxa de sucesso do tratamento com próteses implanto-suportadas depende de vários parâmetros e, entre todos, o mais comum é o clínico. No entanto, os resultados baseados na satisfação do paciente são um aspeto crucial na definição do sucesso de qualquer tratamento. Os pacientes estão cada vez mais preocupados em encurtar o tempo de tratamento e reduzir as visitas ao dentista. A colocação de um implante com um pilar definitivo pode garantir que este objetivo é alcançado, evitando a segunda fase da cirurgia, encurtando assim o tempo de tratamento e reduzindo as visitas ao dentista. Há alguns anos atrás, um número muito reduzido de artigos dava ênfase à satisfação do paciente ou às medidas de resultados relacionadas com o paciente (PROMs) em geral quando se considerava o tratamento com implantes. Uma revisão sistemática recente sugere um interesse crescente pelas PROMs com implantes dentários em geral.[17]

A satisfação dos pacientes após o tratamento com implantes é suscetível de ser afetada pela disparidade entre as expectativas extremamente elevadas e os resultados finais.[18] Com a crescente popularização do conhecimento sobre implantes dentários, as deficiências do tratamento com implantes podem ser mais facilmente compreendidas ou aceites pelos pacientes. A prioridade do plano terapêutico geral é a preservação dos implantes e a prevenção da peri-implantite, enquanto os pacientes são mais propensos a ter em consideração o conforto na mastigação e a estética.[19] Por conseguinte, é crucial investigar os factores que podem afetar a satisfação dos pacientes e os planos de tratamento com implantes apoiados pelas expressões de satisfação dos dentistas, o que pode fornecer informações importantes para os dentistas melhorarem a qualidade dos cuidados dentários.[20]

Assim, este estudo foi concebido para avaliar se a colocação de implantes com DA no momento da cirurgia melhoraria a cicatrização dos tecidos duros e moles à volta dos implantes e para a comparar com o protocolo convencional de desconexões e reconexões repetidas dos pilares.

2 Finalidade e objectivos

O objetivo do estudo foi avaliar e comparar as alterações do nível ósseo peri-implantar em redor de implantes restaurados com DA e nunca removidos versus implantes restaurados com múltiplas desconexões e reconexões do pilar.

Além disso, a este objetivo estavam associados determinados objectivos:

1. Avaliar clinicamente e comparar a hemorragia à sondagem e a profundidade de sondagem à volta de implantes restaurados com DA e nunca removidos versus implantes restaurados com múltiplas desconexões e reconexões do pilar.
2. Avaliar e comparar, através de CBCT, as alterações do nível ósseo à volta de implantes restaurados com DA e nunca removidos versus implantes restaurados com múltiplas desconexões e reconexões do pilar.
3. Avaliar a satisfação dos pacientes relativamente aos tratamentos através de um questionário.

3 Revisão da literatura

Os implantes dentários são utilizados por rotina para substituir dentes em falta e têm excelentes taxas de sucesso e várias vantagens em relação às alternativas fixas ou amovíveis para a substituição de dentes. Muitos pacientes podem escolher uma opção de tratamento não cirúrgico em vez de optarem pelo procedimento cirúrgico de implante seguido de uma cirurgia de segunda fase e do período de cicatrização prolongado associado. Isto leva frequentemente à colocação de uma prótese parcial fixa tradicional que, na presença de dentes naturais adjacentes, pode não ser necessariamente a melhor opção para o paciente.

A colocação de um implante com pilar definitivo pode servir melhor as necessidades do paciente se a modalidade de tratamento fornecida puder eliminar a necessidade de um procedimento cirúrgico de segunda fase, encurtando assim o tempo de tratamento e reduzindo as visitas ao dentista. Se tiverem a opção de colocar um implante com um pilar definitivo, os pacientes podem optar por restaurações com implantes em vez de próteses fixas tradicionais. A utilização de um pilar definitivo permite a manutenção das estruturas gengivais e alveolares. A redução do tempo de consulta, a eliminação de cirurgia adicional e a preservação óssea são alcançadas quando o paciente recebe um DA no dia da cirurgia de implante.

Os estudos anteriores centraram-se principalmente nas alterações do nível ósseo e dos tecidos moles à volta dos implantes dentários após a colocação dos pilares definitivos. No entanto, podem ser considerados vários resultados de interesse para avaliar a eficácia da terapia com implantes com DA: 1) clínicos: medições fechadas e medições abertas; 2) radiográficos: alterações do nível ósseo; 3) histológicos: evidência de selamento dos tecidos moles à volta do implante e contacto implante-osso; 4) microbiológicos; 5) relatados pelo doente. Os meios de diagnóstico avançados, como a CBCT, podem medir os níveis ósseos em três dimensões com maior precisão e existe também um interesse crescente nas medidas de resultados relacionadas com o paciente no que respeita aos implantes dentários em geral, sendo um aspeto importante na determinação do sucesso do tratamento.

Tendo em conta a grande quantidade de literatura disponível e para facilitar a compreensão, a revisão da literatura foi dividida em quatro partes

1. Revisão dos estudos sobre o efeito da desconexão/reconexão do pilar nos tecidos peri-implantares
2. Revisão de estudos sobre o protocolo de "um pilar" (pilar definitivo)
3. Revisão de estudos sobre análise CBCT para implantes
4. Revisão de estudos sobre medidas de resultados comunicados pelos doentes (PROM)

1. Revisão de estudos sobre o efeito da desconexão/reconexão do pilar nos tecidos peri-implantares

Abrahamsson I et al. (1997)[11] estudaram o efeito nos tecidos peri-implantares marginais após a remoção repetida do pilar e subsequente ligação, foram utilizados 5 cães beagle. Os pré-molares mandibulares foram extraídos e foram colocadas 2 peças de fixação, 1 em cada quadrante mandibular, 3 meses depois, foi efectuada a ligação do pilar. Uma vez por mês, durante o período de controlo da placa bacteriana, o pilar do lado direito (teste) de cada cão foi desconectado, limpo e reconectado ao dispositivo. Assim, cada pilar de teste foi removido e reconectado ao todo 5 vezes durante este período. O pilar contra-lateral permaneceu intacto durante 6 meses e serviu de controlo. 1 mês após a última reconexão, os animais foram sacrificados e as amostras de tecido, incluindo o implante e os tecidos moles e duros peri-implantares circundantes, foram retiradas, descalcificadas, envolvidas em Epon e seccionadas. Os seguintes pontos de referência foram identificados e utilizados para medições lineares: PM (a porção marginal da mucosa peri-implantar), aJE (o nível da terminação apical do epitélio juncional), o nível marginal do contacto osso-implante, A/F (o limite do pilar/fixação). Os resultados indicam que as desconexões e subsequentes reconexões do componente do pilar do implante comprometeram a barreira da mucosa e resultaram numa zona de tecido conjuntivo posicionada mais "apicalmente". A reabsorção óssea marginal adicional observada nos locais de teste após a manipulação do pilar pode ser a consequência de reacções tecidulares iniciadas para estabelecer uma "largura biológica" adequada da barreira mucosa-implante.

Xavier Rodriguez et al. (2011)[21] mediram a influência da desconexão do pilar na reabsorção óssea e compararam o seu efeito em implantes com e sem plataforma em cães beagle. Todos os pré-molares mandibulares em cinco caninos foram extraídos. Após 2 meses, foram colocados seis implantes em cada cão. Quatro eram implantes platform-switched (PS) e dois deles eram implantes non-platform-switched (NPS). Alguns ou todos os pilares ligados aos implantes foram desligados em intervalos pós-cirúrgicos pré-determinados. Foram efectuadas radiografias no momento da cirurgia de implante e em cada manipulação. Os valores de reabsorção óssea mesial e distal (valores horizontais e verticais) foram registados e comparados para cada implante em cada desconexão/reconexão de pilar. A reabsorção óssea vertical média à volta dos implantes NPS após quatro des/reconexões foi de 1,09 mm, e a reabsorção óssea horizontal média foi de 0,98 mm. A reabsorção óssea vertical média à volta dos implantes PS foi de 0,24 mm e a reabsorção óssea horizontal média foi de 0,24 mm. A diferença da reabsorção óssea média horizontal e vertical em torno dos implantes NPS e PS foi estatisticamente significativa. Os valores médios de reabsorção óssea mesial e distal também foram estaticamente significativos. Os implantes com um desenho PS mostraram menos reabsorção óssea peri-implantar durante o processo de cicatrização e à medida que os seus pilares são desconectados, do que os implantes NPS comparativamente desconectados/reconectados. O posicionamento do implante PS junto a um dente pode diminuir significativamente a reabsorção óssea peri-implantar visível radiograficamente.

Gerhard Iglhaut et al. (2012)[22] investigaram o efeito de diferentes extensões de uma zona de pilar micro ranhurada a laser na fixação do tecido conjuntivo e avaliaram o impacto de uma desconexão/reconexão repetida do pilar na cicatrização dos tecidos moles e duros. Os implantes de titânio foram colocados epicrestalmente nos maxilares inferiores de seis cães. Os pilares de cicatrização com margens parcialmente (LP) ou completamente (LC) microestriadas a laser ou margens de superfície maquinada (M) foram aleatoriamente designados para uma única (19) / repetida (29) desconexão/reconexão às 4 e 6 semanas (teste), respetivamente, ou deixados sem perturbações (controlo). Às 6 e 8 semanas, foram avaliados os parâmetros histomorfométricos do nível mais coronal do osso em contacto com o implante, a fixação do tecido conjuntivo subepitelial (STC) e os parâmetros imunohistoquímicos (Colagénio Tipo I [CI]). Nos locais de controlo, os grupos LP/LC revelaram um nível ósseo crestal médio mais baixo (CBL), um STC médio mais elevado, mas uma reatividade ao antigénio CI comparável. Uma manipulação repetida do pilar foi associada a um aumento do CBL médio e a uma diminuição dos valores de STC e CI. Concluiu-se que os pilares LC>LP mostraram uma melhor fixação do tecido conjuntivo subepitelial e preservaram os níveis ósseos da crista. A desconexão/reconexão repetida do pilar durante a fase inicial de cicatrização (4-6 semanas) pode estar associada a um aumento das alterações dos tecidos moles e duros e a LP e a LC devem ser consideradas utilizando uma abordagem de um pilar, uma vez.

Theoflos Koutouzis et al. (2013)[10] avaliaram o efeito da desconexão e reconexão do pilar de cicatrização nos tecidos moles e duros peri-implantares. Após a colocação de um implante numa fase, nos implantes do grupo de teste (n = 10) foi colocado um pilar permanente e os implantes do grupo de controlo (n = 11) receberam um pilar de cicatrização. Após 2 meses de cicatrização, os implantes do grupo de controlo foram submetidos a um protocolo protético que envolveu impressões ao nível do implante e um processo de desconexão e reconexão do pilar duas vezes antes da entrega da prótese definitiva. Os implantes do grupo de teste foram submetidos a um protocolo protético que envolveu impressões ao nível do pilar sem qualquer desconexão do pilar. Os parâmetros clínicos foram medidos às 2 semanas, 2 meses, 3 meses e 6 meses, e os níveis ósseos marginais foram avaliados radiograficamente aquando da colocação do implante, 3 meses e 6 meses. A perda média de osso marginal ao exame aos 6 meses foi de 0,13 mm para os implantes do grupo de teste e de 0,28 mm para os implantes do grupo de controlo. Assim, concluiu-se que os implantes com a colocação do pilar final no momento da cirurgia de implante exibiram uma perda óssea marginal muito menor e apresentaram resultados semelhantes aos implantes sujeitos a desconexão e reconexão do pilar duas vezes.

Celia C. Alves et al. (2014)[23] estudaram o efeito da remoção repetida do pilar platform switching e posterior reconexão nos tecidos peri-implantares marginais. Seis cães Beagle fêmeas adultas foram selecionados, e os dentes Pm3 e Pm4 de ambos os lados esquerdo e direito, foram extraídos e os locais foram deixados a cicatrizar. Após 3 meses, foram colocados implantes de 3,3/8 mm, 2 em cada lado nas regiões Pm3 e Pm4. Num dos lados (grupo de controlo), foram conectados 12 pilares de cicatrização cónicos 0 3,6 mm ao nível do osso e, no outro lado (grupo de teste), 12 pilares Multibase estreitos aquando da cirurgia de implante. No grupo de controlo, o pilar multibase foi conectado/desconectado cinco vezes (às 6/8/10/12/14 semanas) durante os procedimentos protéticos, enquanto no grupo de teste, todos os procedimentos protéticos foram realizados diretamente no pilar multibase sem o desconectar. Doze pontes metálicas fixas foram colocadas 14 semanas após a colocação do implante. Os animais foram sacrificados após 9 meses de estudo. Os parâmetros clínicos e as radiografias peri-apicais foram registados em cada visita. A distância entre o ombro do pilar multibase e o primeiro contacto osso-implante (S-BIC) foi definida como o parâmetro histomorfométrico primário. Apenas a distância de Pm3 desde a extremidade apical do epitélio de barreira até ao primeiro contacto com o implante ósseo, a nível bucal, apresentou diferenças estatisticamente significativas entre os grupos teste e controlo. O grupo controle apresentou 0,57mm a mais de recessão do que o grupo teste, e essa diferença foi considerada estatisticamente significativa. Conclui-se que a conexão/desconexão dos pilares de platform switching durante a fase protética do tratamento com implantes não induz a reabsorção óssea marginal.

Ana Messias et al. (2015)[24] avaliaram a influência da desconexão e reconexão intencional do pilar na estabilidade de implantes hexagonais de bloqueio interno e pilares correspondentes, utilizando a correlação de imagens digitais 3D. Dez implantes de forma cónica e conexão hexagonal interna foram embutidos em resina acrílica e montados em pilares protéticos com um torque de 30 Ncm e categorizados em dois grupos: grupo 1 - testado quanto à capacidade de carga estática a 30° fora do eixo por duas vezes e grupo 2 - submetido a desconexão e reconexão intencionais entre os testes. Os micro-movimentos foram captados com duas câmaras fotográficas de alta velocidade e avaliados com um sistema de correlação de vídeo em três eixos espaciais U, V e W. A morfologia do pilar do parafuso e da rosca interna do implante foi observada com um microscópio eletrónico de varrimento de emissão de campo. Após a desconexão do pilar propositadamente, o grupo 2 apresentou deslocamentos máximos mais elevados nas direcções U e V. Sob uma carga de 50N, a diferença média foi de 24,7 pm para a direção U e 7,7 pm para a direção V. Os micromovimentos foram maiores para o grupo submetido à desconexão e reconexão do pilar propositalmente, principalmente sob forças médias de mordida.

Theoflos Koutouzis et al. (2017)[14] na sua revisão sistemática e meta-análise avaliou a reação das desconexões/reconexões de pilares nas alterações do nível ósseo marginal peri-implantar. Os artigos apropriados foram selecionados com base em critérios de inclusão e exclusão pré-especificados. Após avaliação, foram incluídos sete estudos clínicos controlados. A avaliação qualitativa dos artigos mostrou uma tendência para a manutenção protetora do nível ósseo marginal para implantes com colocação de pilar final (FAP) no momento da colocação do implante, em comparação com implantes para os quais houve múltiplas colocações de pilar (MAP). O grupo FAP apresentou uma alteração do nível ósseo marginal que variou entre 0,08 e 0,34 mm, enquanto o grupo MAP apresentou uma alteração do nível ósseo marginal que variou entre 0,09 e 0,55 mm. Concluíram que a desconexão e a reconexão do pilar afectaram consideravelmente os níveis ósseos marginais peri-implantares.

2. Revisão de estudos sobre o protocolo de "um pilar" (pilar definitivo)

Marco Degidi et al. (2011)[13] no seu estudo prospetivo avaliou a eficácia da remoção do pilar após 6 meses na cicatrização óssea após a colocação sub-crestal de implantes. 24 pacientes (48 implantes) com edentulismo mandibular posterior parcial foram sucessivamente tratados com dois implantes cónicos de 3,5 mm de diâmetro imediatamente colocados, que foram imediatamente esplintados com uma restauração temporária e mantidos fora do contacto oclusal. Vinte e quatro semanas após a cirurgia, 12 pacientes foram submetidos ao protocolo protético padrão: os pilares foram removidos e as impressões foram registadas diretamente na plataforma do implante. Enquanto os outros doze pacientes foram submetidos ao protocolo "um pilar de cada vez": foram efectuadas impressões dos pilares utilizando cópias de pilares de encaixe. A restauração final foi entregue cerca de 6 meses após a inserção do implante. As alterações ósseas verticais e horizontais foram avaliadas utilizando radiografias peri-apicais imediatamente após a cirurgia e aos 6, 12, 24 e 36 meses nos exames de acompanhamento. Os resultados do estudo não mostraram diferenças estatisticamente significativas entre os dois grupos relativamente à medição da cicatrização óssea vertical. Foi observada uma pequena mas considerável perda óssea horizontal na secção de tecido duro sobre a plataforma do implante entre os 6 meses e 1 ano de seguimento no grupo de controlo. Concluíram que a não remoção de um pilar colocado na altura da cirurgia resulta numa redução estatisticamente significativa da remodelação óssea horizontal em redor dos implantes.

Tommaso Grandi et al. (2012)[4] compararam a reabsorção óssea em torno de implantes imediatamente carregados e restaurados com pilares definitivos versus pilares provisórios posteriormente substituídos por pilares personalizados até 12 meses após a colocação do implante. Foram selecionados 28 pacientes com edentulismo parcial para uma restauração imediata suportada por dois implantes e aleatorizados para grupos de pilares provisórios (PA) e pilares definitivos (DA) (14 pacientes para cada grupo). No grupo PA, os implantes foram imediatamente restaurados utilizando um pilar provisório de titânio com plataforma comutada. No grupo DA, foram apertados os pilares definitivos de titânio com comutação de plataforma. Todos os implantes foram definitivamente restaurados ao fim de 3 meses. No grupo PA, os pacientes foram submetidos ao protocolo protético padrão: os pilares foram removidos e as impressões foram feitas diretamente na plataforma do implante. No grupo DA, os pacientes foram tratados com o protocolo "um pilar de cada vez": as impressões foram registadas incluindo os pilares utilizando um cordão de retração. Os níveis ósseos marginais peri-implantares foram avaliados imediatamente após a cirurgia e no período de acompanhamento de 6 e 12 meses. No grupo do pilar provisório, a reabsorção óssea peri-implantar foi de 0,359 mm após 6 meses e de 0,435 mm após 12 meses. No grupo do pilar definitivo, a reabsorção óssea peri-implantar foi de 0,065 mm após 6 meses e de 0,094 mm após 12 meses. Assim, concluiu-se que os pilares definitivos colocados no momento da cirurgia resultam numa redução estatisticamente significativa da reabsorção óssea da crista à volta dos implantes imediatamente restaurados.

Marco Degidi et al. (2014)[25] avaliaram que a não remoção de pilares colocados no momento da cirurgia melhoraria a cicatrização óssea e gengival em torno de implantes unitários imediatamente restaurados colocados em alvéolos pós-extração. Todos os implantes foram colocados 2,0 mm subcrestalmente. Seis meses após a cirurgia, 35 pacientes foram submetidos ao protocolo protético padrão: os pilares foram removidos e foram feitas impressões diretamente na plataforma do implante, enquanto 33 pacientes foram submetidos ao protocolo de teste "um pilar de cada vez": foram feitas impressões dos pilares utilizando cópias de pilares de encaixe. As alterações dimensionais dos tecidos moles e duros foram avaliadas utilizando fotografia digital e CBCT imediatamente após a cirurgia e nas visitas de acompanhamento de 6, 12 e 24 meses. Após a colocação da restauração final, observou-se uma perda óssea horizontal considerável sobre a plataforma do implante e um aumento de 87% da recessão média do tecido mole vestibular no grupo de controlo (+0,27 mm). Assim, concluiu-se que a não remoção dos pilares colocados no momento da cirurgia melhora a estabilidade dos tecidos moles e duros cicatrizados à volta do implante imediatamente restaurado.

Tommaso Grandi et al. (2014)[26] compararam implantes unitários com carga imediata utilizando um pilar definitivo versus um pilar provisório posteriormente substituído por um pilar personalizado. 28 pacientes foram aleatorizados pouco antes da extração do dente para os grupos de pilar provisório (PA) e pilar definitivo (DA). No grupo PA, os implantes foram imediatamente colocados utilizando um pilar provisório de titânio comutado em plataforma e pilares definitivos de titânio comutados em plataforma foram utilizados no grupo DA. Os implantes foram definitivamente restaurados ao fim de 4 meses. No grupo PA, o pilar foi removido e a impressão foi registada diretamente na plataforma do implante. No grupo DA, foi efectuada uma impressão do pilar utilizando um cordão de retração. As medidas de resultado foram: falhas de implantes; complicações; e alterações marginais do nível ósseo peri-implantar. Os pacientes foram seguidos até 1 ano após a carga. Um ano após a carga, os implantes do grupo DA perderam uma média de 0,11 mm e os implantes do grupo PA cerca de 0,58 mm de osso peri-implantar, pelo que se concluiu que a não remoção dos pilares colocados na altura da cirurgia resultou na manutenção de mais 0,5 mm de níveis ósseos do que a remoção repetida dos pilares.

Giuseppe Luongo et al. (2015)[27] avaliaram o efeito de, pelo menos, três mudanças de pilar contra a colocação de um pilar definitivo, nas alterações dos tecidos duros e moles, e compararam os resultados clínicos da carga imediata não oclusal versus a carga convencional. 80 pacientes que necessitavam de uma coroa unitária ou de uma prótese parcial fixa suportada por um máximo de três implantes foram aleatorizados, após a inserção dos implantes com mais de 35 Ncm, para receberem pilares definitivos que foram carregados imediatamente (pilar definitivo ou grupo de carga imediata) ou pilares transmucosos que foram seguidos de carga retardada após 3 meses e foram removidos pelo menos três vezes. As medidas de resultado foram: falhas de prótese/implante, qualquer complicação, alterações do nível ósseo marginal peri-implantar e satisfação do paciente. Os dados pós-carregamento de 4 meses mostraram que as mudanças repetidas do pilar não alteram significativamente os níveis ósseos.

Francesca De Angelis et al. (2016)[28] avaliaram a reabsorção óssea crestal através da reabilitação protética do mono ou bi-edentulismo em sectores estéticos utilizando implantes não pós-extractivos com o método "um pilar - uma vez". Foram selecionados 24 pacientes e distribuídos aleatoriamente em dois grupos: Grupo PA: 12 pacientes reabilitados com pilares provisórios e grupo DA: 12 pacientes reabilitados com pilares definitivos através da técnica "One abutment - one time". Os pilares não removíveis foram posicionados durante a cirurgia de colocação de implantes e resultaram numa redução óssea marginal de 0,47 mm. Pode concluir-se que, se a unidade implante-pilar não for alterada ou modificada ao longo do tempo, a perda óssea marginal pode ser reduzida durante os primeiros meses após a cirurgia.

Ana Molina et al. (2016)[15] compararam o efeito da colocação do pilar definitivo no momento da colocação do implante versus numa fase posterior, nas alterações dos tecidos moles e duros à volta dos implantes dentários. Foram colocados 60 implantes em 40 pacientes; estes foram aleatorizados para receber o pilar definitivo no momento da colocação do implante, ou 6-12 semanas mais tarde. As próteses definitivas foram entregues 2-4 semanas mais tarde. A avaliação radiográfica das alterações do nível ósseo vertical, o estado clínico dos tecidos periimplantares, as alterações na margem dos tecidos moles, o preenchimento da papila, os resultados relacionados com o paciente e os eventos adversos foram avaliados 6 e 12 meses após a carga. Observou-se uma maior reabsorção óssea estatisticamente significativa desde a cirurgia até 6 meses após a carga nos implantes sujeitos a remoção do pilar e concluiu-se que a conexão e desconexão dos pilares de cicatrização está associada a uma perda óssea notavelmente maior, quando comparada com a colocação de um único pilar.

Marco Esposito et al. (2017)[29] compararam a influência de, pelo menos, três mudanças de pilar em implantes carregados convencionalmente contra a colocação de um pilar definitivo em implantes carregados imediatamente sem oclusão nas alterações dos tecidos duros e moles. Oitenta pacientes que necessitavam de uma coroa unitária ou de uma prótese parcial fixa suportada por um máximo de três implantes foram aleatorizados, depois de os implantes terem sido colocados com mais de 35 Ncm, os pilares definitivos foram carregados imediatamente. Os pilares transmucosos foram carregados tardiamente após 3 meses e foram removidos pelo menos três vezes: 1) durante a moldagem (3 meses após a colocação do implante); 2) durante a verificação do núcleo de zircónio em pilares de titânio em coroas unitárias ou durante a verificação da estrutura metálica em próteses suportadas por implantes múltiplos; 3) durante a entrega das próteses definitivas (desconexão repetida ou grupo de carga convencional). As medidas de resultado foram: falhas de próteses, falhas de implantes, complicações, pontuação estética rosa (PES), recessões bucais, satisfação do paciente, alterações do nível ósseo marginal peri-implantar e altura da mucosa queratinizada. Até 1 ano após a carga inicial, não se verificaram diferenças estatisticamente significativas entre os dois procedimentos, com exceção de 0,16 mm de perda óssea marginal adicional nos implantes sujeitos a três desconexões do pilar. Os resultados mostraram que as alterações repetidas do pilar aumentaram consideravelmente a perda óssea, mas esta diferença não pode ser considerada clinicamente relevante. Para além disso, os implantes dentários com carga imediata não oclusal são uma alternativa viável à carga convencional.

M. Erhan ^omlekoglu et al. (2017)30 avaliaram o nível ósseo vertical relacionado com o tempo peri-implantar e as alterações dos tecidos moles com pilares individualizados de cerâmica de vidro imediatos e não destacados e desconexões. Dezasseis pacientes com boca dividida receberam pilares individualizados provisórios definitivos imediatos (teste T) versus pilares individualizados desconectados/reconectados (controlo C). No grupo T, foram feitas impressões digitais utilizando bases de titânio, e foram desenhados e fresados pilares individualizados e coroas provisórias. Os pilares de cerâmica de vidro foram cristalizados e cimentados em bases de titânio. As coroas provisórias não funcionais foram ligadas aos pilares. Após 16 semanas, foram entregues as restaurações digitais definitivas. No grupo C, foram atribuídas 8 semanas após a montagem da tampa de cicatrização para impressões convencionais. Foram fabricados pilares individualizados, foram efectuados try-ins por desconexões/reconexões. As coroas foram cimentadas. Foram tiradas imagens de CBCT aquando da entrega da restauração, 12 meses e 24 meses. A pontuação estética rosa também foi registada. Aos 12 meses, T apresentou uma perda óssea vertical significativamente menor apenas no lado vestibular do que C. Em T, todos os lados, exceto o distal, apresentaram uma perda óssea vertical menor aos 24 meses. Assim, pode concluir-se que foi observada uma menor perda óssea vertical à volta dos implantes com pilares definitivos imediatos individualizados do que nos pilares com desconexões/reconexões repetidas.

Luigi Canullo et al. (2018)[31] investigaram a resposta dos tecidos moles utilizando um pilar cónico juntamente com o protocolo "one-abutment one-time" na restauração de implantes inseridos na área estética anterior, ao longo de 5 anos. Foram incluídos pacientes que necessitavam de um implante na área maxilar entre os caninos. Após cicatrização submersa e osseointegração, foi colocado um pilar definitivo com uma coroa provisória. Após 1 mês, foi colocada a coroa definitiva (Tdef). Foram efectuadas impressões análogas antes da extração do dente (T0), na inserção do implante (Timpl), e Tdef, e aos 12 meses (T1) e 60 meses (T5). As alterações horizontais verificaram um ganho de 1,06 mm em Timpl, 0,94 mm em Tdef, 0,92 mm em T1 e 0,97 mm em T5 em comparação com T0. As alterações verticais demonstraram ganho de 0,84 mm em Timpl, 0,11 mm em Tdef, 0,29 mm em T1 e 0,59 mm em T5 em relação a T0. Os autores concluíram que a utilização de pilares cónicos, juntamente com a abordagem "um pilar uma vez", permite obter dimensões estáveis dos tecidos moles.

3. Revisão de estudos sobre CBCT com implantes

Tim Fienitz et al. (2011)[32] avaliaram a exatidão da TCFC em termos de configuração da parede óssea vestibular e regeneração de defeitos ósseos peri-implantares após regeneração óssea guiada (ROG). Foram inseridos implantes de titânio em defeitos padronizados em forma de caixa na mandíbula de 12 foxhounds. Os defeitos de um lado foram aumentados de acordo com o princípio da ROG, enquanto o outro lado não foi tratado. A avaliação radiológica foi efectuada através de CBCT e comparada com as medições histomorfométricas do respetivo local, servindo como método de validação. Os locais de controlo não aumentados que apresentavam uma largura óssea horizontal (BW) <0,5 mm revelaram uma precisão significativamente menor entre a avaliação radiológica e histológica da profundidade do defeito vestibular, em comparação com o grupo que apresentava uma BW >0,5 mm. Nos defeitos tratados com ROG, o subgrupo <0,5 mm revelou uma diferença significativamente maior entre a CBCT e a histologia, em comparação com 40,5 mm. No entanto, a discriminação radiológica entre osso original, material de substituição óssea integrado e não integrado não foi fiável. Além disso, verificou-se que era necessário um BW vestibular mínimo de 0,5 mm para a deteção de osso em radiologia. A avaliação da regeneração de defeitos ósseos peri-implantares através de CBCT não é exacta para locais com um BW de <0,5 mm.

Meetal Dave et al. (2012)[33] compararam a precisão de diagnóstico da radiografia periapical convencional e da TCFC na deteção de defeitos ósseos peri-implantares. Os implantes foram colocados em costelas bovinas frescas em locais de osteotomia de diâmetro variável (cinco sem espaço peri-implantar, cinco com um espaço de 0,35 mm, cinco com um espaço de 0,675 mm) e foram obtidas imagens utilizando (i) radiografias periapicais digitais de cone longo (LCPAs), (ii) CBCT de volume limitado utilizando 3D Accuitomo 80® e (iii) CBCT de grande volume utilizando i-CAT Next Generation®. As imagens de cada uma foram apresentadas aleatoriamente a nove examinadores em duas ocasiões. A confiança no diagnóstico da presença ou ausência de uma radiolucência peri-implantar foi registada numa escala de cinco pontos. Os LCPAs digitais foram melhores no diagnóstico de um defeito ósseo peri-implantar quando o espaço peri-implantar era de 0,35 mm. Quando o espaço peri-implantar aumentou para 0,675 mm, não houve diferença significativa na precisão do diagnóstico entre os três métodos de imagiologia. A sensibilidade dos LCPAs (100) e do Accuitomo (97,8) foi melhor do que a do i-CAT (64,4). O LCPA e o iCAT apresentaram uma especificidade e um valor preditivo positivo significativamente melhores do que o Accuitomo. O valor preditivo negativo do LCPA foi significativamente melhor do que o do i-CAT. Os LCPAs mostraram melhor concordância intra-examinador e inter-examinador do que a CBCT. Assim, os autores sugeriram que os LCPAs são um método fiável e válido de deteção de defeitos ósseos peri-implantares circunferenciais e tiveram um desempenho significativamente melhor do que a CBCT.

No Congresso Internacional de Implantologistas Orais, **Erika Benavides et al. (2012)**[34] pretendiam fornecer orientações com base científica aos clínicos relativamente à utilização da TCFC como adjuvante das modalidades de imagiologia tradicionais. Os autores apoiaram a utilização da CBCT na implantologia dentária. A literatura relativa à TCFC e à implantologia foi sistematicamente revista. Os estudos publicados foram divididos em quatro grupos principais: diagnóstico, planeamento de implantes, orientação cirúrgica e avaliação pós-implante. A literatura favoreceu a utilização da TCFC no planeamento do tratamento com implantes dentários, particularmente no que diz respeito às medições lineares, à avaliação tridimensional da topografia do rebordo alveolar, à proximidade de estruturas anatómicas vitais e ao fabrico de guias cirúrgicos. Os autores também sugeriram que áreas como as medições da densidade óssea derivadas da TCFC, a navegação cirúrgica assistida por TCFC e os artefactos pós-implante da TCFC necessitam de mais investigação.

L Ritter et al. (2014)[35] avaliaram a precisão da TC tridimensional (3D) de feixe cónico (CBCT) e da radiografia intra-oral (CR) na visualização do osso peri-implantar em comparação com a histologia. Foram colocados 26 implantes dentários de titânio em mandíbulas de cães com defeitos vestibulares de tipo crónico. Após um período de cicatrização de 2 e 8 semanas (12 cães), os animais foram sacrificados. Foram registados os exames de CBCT e a RC do espécime. Blocos dissecados foram preparados e a análise histomorfométrica foi realizada. Ambas as modalidades foram medidas duas vezes por dois observadores e comparadas com a histomorfometria no que respeita aos níveis e à espessura do osso à volta dos implantes, bem como ao comprimento e ao diâmetro dos implantes. As medições de CBCT correlacionaram-se bem com a histomorfometria do nível ósseo vestibular, espessura óssea oral e comprimento dos implantes. Em comparação com a histomorfometria, as diferenças médias entre a CBCT e a histomorfometria situaram-se entre 0,06 e 2,61 mm. O nível ósseo mesial (MBL) e o nível ósseo distal (DBL) foram subestimados tanto pela RC como pela CBCT. As medições da CR e da histologia apenas foram significativamente correlacionadas para as medições do comprimento do implante. Assim, a TCFC 3D fornece informações úteis sobre o osso em todas as dimensões à volta dos implantes, com uma precisão variável. A RC e a CBCT têm um desempenho semelhante na avaliação do MBL e do DBL, mas, dentro dos seus limites, a CBCT pode avaliar o osso oral e bucal. Os artefactos metálicos limitam a qualidade de visualização do osso à volta dos implantes. Quando são necessárias informações sobre a perfuração óssea dos implantes, a TCFC pode ainda fornecer informações clinicamente valiosas.

K Kamburoglu et al. (2014)[36] investigaram a fiabilidade e a precisão das imagens de TCFC obtidas em diferentes campos de visão na deteção e quantificação de defeitos peri-implantares alveolares marginais vestibulares simulados. Foram preparados defeitos vestibulares simulados em 69 implantes inseridos em mandíbulas de cadáveres. Foram adquiridas imagens de CBCT em três campos de visão diferentes: 40x40, 60x60 e 100x100 mm. A presença ou ausência de defeitos foi avaliada em três conjuntos de imagens utilizando uma escala de cinco pontos por três observadores. A profundidade, a largura e o volume dos defeitos nas imagens de CBCT foram comparados com as medições físicas. Os factores estado do defeito e tamanho do defeito foram estatisticamente significativos. Foram encontradas correlações significativas entre as medições físicas e de CBCT. Todas as imagens de CBCT tiveram um desempenho semelhante na deteção de defeitos peri-implantares alveolares marginais vestibulares simulados. As medições da profundidade, largura e volume dos defeitos a partir de várias imagens de CBCT correlacionaram-se altamente com as medições físicas.

A M Shelley et al. (2015)[37] avaliaram o impacto das imagens de CBCT aquando da colocação de implantes dentários na mandíbula edêntula anterior, utilizando um desenho de estudo "antes-depois". Na parte "antes" do estudo, estavam disponíveis uma vista panorâmica e uma vista trans-sinfisária. Na parte "depois" do estudo, foi adicionada uma imagem CBCT. Foi registada a perceção da dificuldade do caso, a seleção do implante e a incidência de perfurações ou de "perfurações por pouco" da placa cortical lingual. Dois casos foram considerados como "regulares" e dois como "difíceis". Nos casos difíceis, a disponibilidade de CBCT levou os profissionais a selecionar implantes mais estreitos e a avaliar os casos como mais difíceis. Apenas nos casos difíceis, houve menos perfurações da placa cortical lingual após a disponibilidade da CBCT, mas esta diferença não foi estatisticamente significativa. Não houve perfurações nos casos regulares, nem antes nem depois da disponibilidade da TCFC. A perceção da dificuldade do caso e a seleção do implante só são importantes se alterarem o resultado para o doente. Este estudo forneceu provas fracas de que a TCFC é útil para evitar perfurações em casos difíceis. A disponibilidade da CBCT não teve qualquer impacto nos casos normais.

George Deeb et al. (2016)[16] determinaram se a utilização de um exame clínico e de uma radiografia panorâmica (Panorex) para a seleção de implantes e a determinação da necessidade de enxerto ósseo seria comparável à utilização de uma TCFC em casos de implantes de rotina. O tamanho do implante e a necessidade de enxerto ósseo foram inicialmente determinados em 82 pacientes utilizando uma radiografia panorâmica e um exame clínico. Estes pacientes foram posteriormente submetidos a uma TCFC e o tratamento foi novamente planeado. O comprimento e a largura dos implantes selecionados por cada método e a necessidade de enxerto ósseo foram registados e os resultados foram comparados estatisticamente entre si e com o tratamento efetivo subsequentemente realizado. Tanto o método Panorex como o método CBCT previram com exatidão a largura do implante até 1,5 mm do implante efetivamente colocado em 100% dos casos e o comprimento até 1,5 mm em mais de 95% dos casos. Para a previsão do enxerto ósseo, os resultados indicaram que nem o método Panorex nem o método CBCT diferiram significativamente do tratamento efetivamente realizado. Os resultados deste estudo indicam que o CBCT é mais exato na previsão do comprimento e da largura do implante, bem como da necessidade de procedimentos de enxerto ósseo.

Aastha Chopra et al. (2016)[38] avaliaram a formação de tecido ósseo (osteointegração) utilizando ortopantomografia digital (OPG) e CBCT imediatamente após a inserção do implante (no prazo de 7 dias) e 3 meses após a inserção. Foram selecionados 20 locais de implantes unitários nas regiões posteriores da mandíbula em pacientes independentemente do seu sexo. Tanto a OPG digital como a CBCT foram efectuadas no prazo de uma semana e novamente após 3 meses da cirurgia de inserção do implante, utilizando os mesmos parâmetros de exposição. Os participantes foram chamados para efetuar medições radiográficas após 3 meses da colocação do implante. Em média, houve 0,03 mm de osseointegração na porção apical após 3 meses da inserção do implante na OPG digital; 0,04 mm de osseointegração na altura da crista óssea após 3 meses na OPG digital; e 0,01 mm de osseointegração na porção apical após 3 meses na CBCT. Nenhuma alteração ou <0,02 mm de osseointegração na altura da crista óssea após 3 meses na CBCT. Tanto a OPG digital como a CBCT são importantes para a avaliação da osteointegração em implantes e, por conseguinte, conferem um benefício definitivo para uma avaliação exacta em termos do sucesso da colocação do implante.

Valerie Steiger-Ronay et al. (2018)[39] testaram a precisão da medição de defeitos ósseos peri-implantares interproximais em implantes de titânio (Ti) e dióxido de zircónio (ZrO2) através de radiografia periapical digital (PR) e CBCT. Seis modelos foram distribuídos pelos seguintes grupos de defeitos: A - sem defeito periimplantar, B - defeito com 1 mm de largura, C - defeito com 1,5 mm de largura. A largura do defeito foi medida com um compasso de calibre digital deslizante. Posteriormente, os modelos foram digitalizados por meio de PR e CBCT. Exceto para o Ti com o defeito A, as medições em PR foram significativamente mais precisas em comparação com a CBCT. Em geral, ambos os métodos produziram medições mais exactas para o Ti do que para o ZrO2. A avaliação da dimensão interproximal

A medição da largura do defeito peri-implantar nos implantes de Ti e ZrO2 foi mais exacta na RP em comparação com a CBCT. As medições em CBCT conduziram sempre a uma sobrestimação da largura do defeito, atingindo relevância clínica para os implantes de ZrO2.

Ching-Yu Yen et al. (2019)[40] avaliaram a precisão da medição da espessura do tecido duro adjacente a implantes dentários com diferentes designs de rosca em imagens obtidas de CBCT usando um modelo in vitro. Num implante de 4x13 mm, o pescoço do implante foi concebido com micro-fios e a parte apical foi coberta por macro-fios; estes implantes foram colocados num bloco de polissiloxano vinílico que imitava o tecido duro. Foram preparados modelos com várias espessuras de 2,0, 1,0, 0,5 e 0,3 mm adjacentes ao implante dentário. Cada modelo foi digitalizado com CBCT, e a espessura do osso cortical da superfície exterior das micro e macro roscas foi registada. Foram preparadas secções à terra e a espessura foi medida com paquímetros electrónicos como medida padrão de ouro (GS). As medições de CBCT da superfície das micro-roscas foram consistentemente subestimadas em comparação com a medição GS quando a espessura do material que imita o tecido duro era de 1,0 mm. Em comparação, as medições por TCFC da superfície da macro-rosca aproximaram-se muito da medição padrão, exceto quando a espessura do material que imita o tecido duro era de 0,3 mm. Os autores concluíram que a TCFC pode não produzir uma resolução suficiente para secções finas de materiais que imitam tecidos duros adjacentes a superfícies de micro-roscas.

4. Revisão de estudos sobre medidas de resultados comunicados pelos doentes (PROM)

Jens Hartlev et al. (2013)[41] analisaram a satisfação dos pacientes e o resultado estético após a colocação imediata e a provisionalização de implantes de um único dente relativamente a um pilar individual definitivo e uma coroa provisória, seguida da colocação posterior de uma coroa definitiva. Um implante unitário foi colocado imediatamente após a extração do dente na zona estética de 54 pacientes. Um pilar individual definitivo e uma coroa provisória foram colocados na mesma consulta. A coroa definitiva foi cimentada após um período médio de 7 meses. Após um período médio de acompanhamento, a avaliação subjectiva e profissional do tratamento total do implante, dos tecidos moles peri-implantares e da coroa do implante foi avaliada numa escala visual analógica (VAS) de 10 cm. O resultado do tratamento estético profissional também foi avaliado utilizando a pontuação estética rosa (PES), a pontuação estética branca (WES) e a pontuação total de PES/WES. Os resultados demonstraram uma pontuação subjectiva significativamente mais elevada do que a pontuação profissional para todos os 3 parâmetros. Foi revelada uma correlação positiva significativa entre as pontuações VAS profissionais e as PES e WES. A colocação imediata e a provisionalização de implantes de um único dente com um pilar individual definitivo e uma coroa provisória, seguida da colocação posterior de uma coroa definitiva, explicam a elevada satisfação subjectiva e profissional.

Andreas Hentschel et al. (2015)[42] avaliaram a influência do comprimento do implante na sobrevivência do implante e na satisfação do paciente durante os primeiros 24 meses em função. Foi avaliada uma coorte retrospetiva de 312 implantes "curtos" (comprimento < 8 mm) em 224 pacientes. O período médio de observação foi de 26,7±9,7 meses. 382 implantes em 192 pacientes com um comprimento superior a 12 mm serviram como grupo de controlo. O período médio de observação no grupo de controlo foi de 28,3±10,1 meses. Foram avaliadas a taxa de sobrevivência dos implantes, o rácio coroa/implante, a análise da frequência de ressonância e a satisfação dos pacientes. A taxa de sobrevivência dos implantes foi de 99% no grupo de teste vs. 98,7% no grupo de controlo. A relação coroa/implante foi consideravelmente mais elevada no grupo de controlo. A análise da frequência de ressonância mostrou valores ligeiramente mais elevados para os implantes curtos. Verificou-se uma tendência para uma maior satisfação (Oral Health Impact Profile [OHIP]) no grupo de teste, sem diferenças estatisticamente significativas, mas uma elevada satisfação geral em ambos os grupos.

Bruno Cesar de Vasconcelos Gurgel et al. (2015)43 , em seu estudo observacional, analisaram o grau de satisfação dos pacientes em relação às próteses implanto-suportadas. Foi utilizado um questionário com duas escalas (uma composta por respostas adjetivas detalhadas e outra por respostas numéricas) associadas à mastigação, estética, fala, conforto e satisfação geral. As escalas foram administradas a uma amostra de 147 pacientes tratados com implantes e próteses. Foram encontrados graus de satisfação elevados (superiores a 91%) para todas as categorias avaliadas, independentemente do género, idade, número de implantes ou tipo de prótese. O "conforto" foi relacionado significativamente com o número de implantes e a "fala" foi associada significativamente com o tipo de prótese. Os pacientes tratados com próteses implanto-suportadas apresentaram maior grau de satisfação com o tratamento.

Jens Hollander et al. (2016)[44] analisaram implantes dentários feitos de zircónia relativamente ao seu desempenho clínico em comparação com dentes naturais (controlo). Cento e seis implantes de zircónia em 38 adultos foram avaliados após 1 ano de carga. O índice de placa (PI), a hemorragia à sondagem (BOP), a profundidade da bolsa à sondagem (PPD), o nível de inserção à sondagem (PAL) e a rasteira ou recessão (CR/REC) da gengiva foram registados e comparados com os dentes de controlo naturais (CT). Além disso, foram avaliados o índice de papila (PAP), os valores de Periotest (PTV), a colonização microbiana do implante/fluido do sulco dentário e a satisfação do paciente. A taxa de sobrevivência foi de 100%. A PAP média foi de 1,76 ± 0,55, enquanto o PTV médio foi de -1,31 ± 2,24 (variação de -5 a +6). Foi observada uma maior colonização não estatisticamente significativa de bactérias da periodontite/peri-implantite no grupo dos implantes. O questionário mostrou que a maioria dos pacientes estava satisfeita com o tratamento global. Os implantes dentários de zircónia de peça única apresentaram resultados clínicos semelhantes (BOP, PPD e PAL) em comparação com os dentes naturais no que diz respeito à adesão da placa bacteriana (PI) e à fixação rasteira (CR/REC); os implantes de zircónia tiveram um desempenho ainda melhor. A satisfação dos pacientes indicou um elevado nível de aceitação dos implantes de zircónia.

Lottie Adler et al. (2016)[45] investigaram a satisfação dos pacientes 8-14 anos após o tratamento com implantes dentários e as complicações que afectam o grau de satisfação. Foi enviado um questionário a 587 pacientes de uma clínica especializada em periodontologia. O questionário consistia em 19 afirmações ou perguntas como o grau de satisfação com os implantes e o conhecimento das complicações. Em nove das perguntas, foi pedido aos inquiridos que classificassem o grau de concordância com uma afirmação, selecionando entre respostas fixas. Três das questões foram concebidas para serem respondidas através de uma escala visual analógica. No total, 400 indivíduos (81%) responderam ao questionário. O tempo médio decorrido desde a instalação do implante foi de 10 anos. A grande maioria (81%) sentiu um elevado conforto mastigatório e estava satisfeita ou suficientemente satisfeita (94%) com os aspectos estéticos das suas restaurações de implantes, enquanto 32% dos indivíduos tinham tido problemas com as suas reconstruções de implantes. A desvantagem referida pelos pacientes foi o custo do tratamento. A grande maioria dos pacientes expressou um elevado grau de satisfação com os seus implantes dentários 8-14 anos após o tratamento. Os pacientes estavam menos satisfeitos se tivessem tido problemas com as suas reconstruções de implantes e nos casos em que os clínicos não conseguiram resolver as suas complicações.

Stefanie Raes et al. (2016)[46] descreveram as alterações da Qualidade de Vida Relacionada com a Saúde Oral (OHRQoL) com implantes unitários colocados na zona estética em rebordos cicatrizados ou em alvéolos de extração após 5 anos. Noventa e seis pacientes, selecionados em três centros clínicos, receberam 102 implantes unitários colocados num rebordo cicatrizado ou em alvéolos de extração. Os implantes foram imediatamente provisionalizados e as coroas definitivas foram cimentadas após 12 semanas. Os questionários de perfil de impacto na saúde oral (OHIP-14) foram preenchidos antes da cirurgia, após 1 (coroa provisória), 6 (coroa permanente), 12 e 60 meses, respetivamente. Após 5 anos, a sobrevivência global do implante foi de 98%. Quando a pontuação total do OHIP-14 para ambos os grupos foi combinada, mostrou uma diminuição de 0,50 no início para 0,17 aos 6 meses, o que é indicativo de melhoria. Em ambos os grupos, este valor manteve-se estável até aos 5 anos. No entanto, após 5 anos, a pontuação total do OHIP-14 revelou uma melhoria estatisticamente significativa maior no grupo cicatrizado em comparação com o grupo de extração. A falta de um único dente na zona estética maxilar leva a problemas limitados de OHRQoL, como refletido por uma baixa pontuação geral do OHIP. No entanto, a OHRQoL melhora menos no grupo de extração, reflectindo que a substituição de um dente perdido é considerada mais benéfica do que a substituição de um dente presente.

Ali Orkun Top^u et al. (2017)47 avaliaram os factores relacionados com o local do implante e os factores baseados no paciente com potencial para afetar o grau de satisfação do paciente e também as suas percepções relativamente ao tratamento com implantes dentários. Também foram consideradas as potenciais diferenças entre as considerações estéticas dos pacientes dentários e dos especialistas dentários. Foi selecionada uma prótese fixa suportada por implantes em 264 locais de implantes estéticos anteriores. A satisfação dos pacientes, as considerações estéticas e as percepções relativamente aos implantes dentários foram avaliadas pelo questionário Oral Health Impact Profile-14 (OHIP-14) e pela escala visual analógica. O Pink Esthetic Score/White Esthetic Score foi utilizado para as avaliações estéticas profissionais dos especialistas dentários. Registou-se uma elevada satisfação geral dos pacientes. Os pacientes com pontes implanto-suportadas apresentaram pontuações OHIP mais baixas em comparação com as restaurações unitárias implanto-suportadas e estavam comparativamente menos satisfeitos com determinados aspectos do tratamento com implantes dentários (por exemplo, facilidade de limpeza, fonética, desconforto cirúrgico e informações pré-tratamento). De um modo geral, o tipo de prótese, o historial de aumento de tecidos moles/duros e o motivo da perda de dentes tiveram um impacto claro no grau de satisfação do paciente, nas considerações estéticas relativas ao resultado do tratamento e nas suas percepções relativamente ao tratamento com implantes dentários. As restaurações fixas suportadas por implantes proporcionam geralmente elevados níveis de satisfação e de qualidade de vida relacionada com a saúde oral.

Kim HS et al. (2018)[48] avaliaram a reabilitação da arcada completa de pacientes com implantes colocados imediatamente em termos da taxa de sobrevivência cumulativa do implante, factores de risco para falha do implante e satisfação do paciente. Foram recolhidos dados de 52 maxilares completamente desdentados. Foi adaptada uma abordagem convencional de duas fases para cirurgia a implantes colocados imediatamente no maxilar, e foram seguidos protocolos de colocação imediata e carga imediata para a mandíbula. A satisfação do paciente relativamente à capacidade de mastigação, ao aspeto estético e à satisfação geral também foi medida através de um inquérito por entrevista presencial. Do total de 370 implantes, 194 foram de colocação imediata. A Taxa de Sobrevivência Cumulativa (CSR) a 1, 5 e 7 anos dos 370 implantes foi de 0,989, 0,986 e 0,978, respetivamente. Apenas o comprimento do implante estava relacionado com a falha do implante; outras caraterísticas do paciente, doenças sistémicas, diâmetro do implante, carga imediata e colocação imediata, não tiveram efeito nas taxas de falha do implante. Os pacientes relataram um elevado grau de satisfação, independentemente do seu grupo etário ou da duração do período de observação. O implante colocado imediatamente teve uma CSR elevada, tal como a dos implantes colocados tardiamente, e as CSRs a 7 anos da carga imediata não foram consideravelmente diferentes da carga tardiamente colocada. O procedimento também apresentou um elevado grau de capacidade de mastigação, aspeto estético e satisfação geral.

Heng Dong et al. (2019)[20] avaliaram a satisfação do paciente e identificaram fatores de influência, que irão melhorar a qualidade médica da implantologia oral. Foi realizado um inquérito por questionário para avaliar a satisfação dos pacientes e os dados foram recolhidos em quatro momentos. A satisfação dos pacientes foi avaliada através de uma escala visual analógica. Um total de 373 pacientes preencheram os questionários. A média da pontuação de satisfação global foi de 69,05±7,10. Foi encontrada uma pontuação de satisfação geral mais baixa nos pacientes que receberam aumento ósseo e naqueles com um período mais longo de perda de dentes. No grupo do aumento ósseo, os elementos dor e complicação foram significativamente associados a uma diminuição na mediana do escore de satisfação, e um resultado semelhante foi obtido com o tempo necessário para o tempo operatório e a resposta de cicatrização. Por outro lado, as pontuações de satisfação para elementos que incluem a duração do tempo operatório e a resposta de cicatrização, a estética e a psicologia, e a função mastigatória diminuíram com um período alargado de perda de dentes. Mais de metade dos inquiridos estavam mais preocupados com o tempo de sobrevivência (40,70%) e a taxa de sucesso (20,49%) dos implantes. O aumento ósseo e o período de perda de dentes são factores negativos que afectam a satisfação do paciente, e a taxa de sucesso e o tempo de sobrevivência dos implantes são aspectos consideráveis para os pacientes.

4 Material e Métodos

Um dente perdido pode influenciar a vida quotidiana de muitas formas; afectando a aparência, a autoestima, a saúde oral e até a saúde geral em geral. A utilização de implantes dentários para substituir dentes perdidos é um dos melhores tratamentos comprovados atualmente. Nos implantes dentários convencionais de duas peças, o componente transgengival, denominado pilar, é separado do corpo do implante como parte do procedimento protético. Foi demonstrado em alguns estudos clínicos e em animais que a desconexão do pilar como parte do tratamento protético resulta na rutura do selamento epitelial, causando hemorragia e ulceração do local. Esta rutura mecânica pode ser considerada como uma exposição do tecido conjuntivo, que pode resultar na migração epitelial, o que pode afetar negativamente o osso peri-implantar marginal. A perda de osso peri-implantar pode ser crítica, uma vez que, a longo prazo, pode desencadear peri-implantite, comprometendo assim a estética e a função. Assim, considerou-se necessário efetuar um ensaio clínico para verificar os benefícios dos implantes com pilar definitivo colocado no momento da cirurgia em relação à desconexão e reconexão repetidas do pilar nos tecidos peri-implantares.

Assim, este ensaio clínico controlado e aleatório foi realizado para avaliar se a colocação de implante com pilar definitivo no momento da cirurgia melhoraria a cicatrização dos tecidos duros e moles e para o comparar com o protocolo convencional de desconexões e reconexões repetidas do pilar.

Foram selecionados 20 locais com dentes em falta que necessitavam de tratamento com implantes dentários, de ambos os sexos e com idades compreendidas entre os 21 e os 70 anos, entre os que visitavam o Departamento de Periodontologia e Implantologia do nosso Instituto. Cada paciente apresentava pelo menos um dente perdido na região maxilar ou mandibular.

A dimensão da amostra foi calculada através de uma fórmula elaborada com base nos seguintes parâmetros, utilizando o software Epi Info.

N = 2 (Za + Ze)2 S2

d2

Za - 1,96 para a=0,05

Ze - 0,84 para B=0,2, ou seja, 80% de potência

S2 = S12 + S22

2

S12 = Desvio padrão da alteração média do nível ósseo no grupo do pilar definitivo = 0,063

S22 = Desvio padrão da alteração média do nível ósseo no grupo do pilar provisório =0,11

m1 = alteração média do nível ósseo no grupo do pilar definitivo =0,108

m1 = alteração média do nível ósseo no grupo do pilar provisório =0,583

d= diferença entre a alteração média do nível ósseo no grupo do pilar definitivo e no grupo do pilar provisório

Assim, foi considerada uma amostra de 10 por grupo.

O estudo foi iniciado após a autorização do Comité de Ética Institucional do nosso instituto. Foi concebido um formulário especial de modo a obter um registo sistemático e metodológico da observação e da informação. Este incluía uma história detalhada do caso, exame clínico, avaliação radiográfica, índices dentários e consentimento escrito do paciente.

Critérios de seleção dos doentes

Os doentes foram recrutados com base nos seguintes critérios;

Critérios de inclusão

1. Doente saudável do ponto de vista sistémico com pelo menos 21 anos de idade.
2. Parcialmente desdentados que necessitam de implante(s) dentário(s) na maxila ou na mandíbula
3. Volume adequado de osso nativo ou enxertado para acomodar implantes dentários
4. Locais em que é obtido um binário mínimo de 35 Nm aquando da inserção do implante.

Critérios de exclusão

1. Contra-indicações gerais para a cirurgia de implantes.
2. Sujeito a irradiação na zona da cabeça e do pescoço, nos últimos 6 meses.
3. Tratados ou em tratamento com amino-bisfosfonatos intravenosos.
4. Fumadores ou pacientes com má higiene oral.
5. Pacientes com hábitos para-funcionais.
6. Mulheres grávidas ou a amamentar.
7. Uma infeção aguda ou crónica no local destinado à colocação do implante.

Grupos de estudo

Foi registada uma história dentária e médica dos pacientes selecionados e foi realizado um exame intra-oral por um único examinador. Os locais adequados em pacientes que necessitavam de implantes dentários e que satisfaziam os critérios de inclusão foram divididos em 2 grupos de 10 locais cada.

Grupo de controlo (desconexões e reconexões múltiplas do pilar)

Neste grupo, os implantes foram restaurados com pilares de cicatrização provisórios.

Grupo de teste (pilar definitivo)

No grupo de teste, foram colocados implantes com pilares não oclusivos.

Procedimento clínico

Os pacientes selecionados com 20 locais que necessitavam de implantes dentários foram distribuídos aleatoriamente por um dos dois grupos, ou seja, o grupo de controlo com desconexões e reconexões repetidas do pilar e o grupo de teste com o pilar definitivo. Antes de proceder à colocação cirúrgica do implante, foram efectuadas várias preparações pré-cirúrgicas.

Terapia pré-cirúrgica

Todos os pacientes selecionados foram submetidos a uma terapia de higiene pré-cirúrgica. A terapia inicial consistiu em instruções detalhadas de higiene oral, procedimento de destartarização e alisamento radicular. Quaisquer ajustes oclusais, se necessários, foram corrigidos antes da cirurgia. Três semanas após a terapia inicial, os pacientes foram reavaliados para avaliar o controlo da placa bacteriana e a higiene oral geral. Antes de iniciar a cirurgia, foi obtido um exame CBCT dos locais, para seleção das dimensões adequadas dos implantes (comprimento e diâmetro) e posicionamento correto dos implantes. Com a ajuda da CBCT, pode ser criado um plano de tratamento colaborativo e podem ser alcançados resultados óptimos. Além disso, foram feitas impressões em alginato e vertidas com gesso dentário para obter um molde de diagnóstico que ajudou ainda mais no planeamento do tratamento. Foram efectuadas análises sanguíneas de rotina e, depois de explicar o objetivo e a conceção do estudo, foi obtido o consentimento informado assinado de todos os doentes.

No dia do procedimento cirúrgico, antes da cirurgia, o registo dos dados clínicos foi efectuado pelo mesmo examinador em todos os pacientes. Para avaliação da higiene oral e da saúde gengival, o Índice de Placa (IP)[49] e o Índice Gengival (IG)[50] foram obtidos no início, aos 3 meses e aos 6 meses.

PI: (Silness e Loe, 1964)[49]

O IP foi examinado nas unidades de pontuação dos dentes: superfícies distofacial, facial, mesiofacial e lingual. Foram utilizados um espelho bucal e um explorador dentário para avaliar o índice de placa bacteriana. Os dentes selecionados como dentes-índice são

16 - Primeiro molar superior direito

12 - Incisivo lateral direito do maxilar

24 - Primeiro pré-molar superior esquerdo

36 - Primeiro Molar Mandibular Esquerdo

32 - Incisivo lateral esquerdo mandibular

44 - Primeiro pré-molar direito mandibular

Se algum dos dentes indicadores estivesse em falta, era efectuado um exame completo da boca.

Os critérios de pontuação foram os seguintes

Pontuação	Critérios
0	Sem placa na zona gengival
1	Uma película de placa bacteriana aderente à margem gengival livre e à área adjacente do dente. A placa foi reconhecida apenas através da passagem de uma sonda pela superfície do dente
2	Acumulação moderada de depósitos moles dentro da bolsa gengival e na margem gengival e/ou superfície dentária adjacente, que podem ser vistos a olho nu.
3	Abundância de matéria mole na bolsa gengival e/ou na margem gengival e na superfície dentária adjacente

Em primeiro lugar, as pontuações das quatro áreas do dente foram somadas e depois divididas por quatro. De seguida, somaram-se as pontuações dos índices de cada um dos dentes e dividiu-se pelo número total de dentes examinados.

PI = Pontuação total da placa

Número de dentes examinados

A seguinte escala nominal sugerida foi utilizada para a avaliação dos doentes.

Pontuações	Classificação
0	Excelente
0.1-0.9	Bom
1.0- 1.9	Justo
2.0- 3.0	Pobres

GI : (Loe e Silness, 1963)[50]

Trata-se de um sistema de avaliação da gravidade da gengivite em quatro áreas possíveis. Os tecidos que rodeiam cada dente foram divididos em quatro unidades de pontuação gengival: a papila distofacial, a margem facial, a papila mesiofacial e toda a margem gengival lingual. A gravidade da gengivite foi avaliada nas superfícies mesial, distal, vestibular e palatina/lingual de dentes indexados selecionados. Os dentes selecionados como dentes de referência foram

16 - Primeiro molar superior direito

12 - Incisivo lateral direito do maxilar

24 - Primeiro pré-molar superior esquerdo

36 - Primeiro Molar Mandibular Esquerdo
32 - Incisivo lateral esquerdo mandibular
44 - Primeiro pré-molar direito mandibular
Se algum dos dentes indicadores estivesse ausente, era calculada a pontuação de boca cheia. Foi utilizada uma sonda periodontal romba (graduada de William) para avaliar o potencial de hemorragia da margem gengival de acordo com os seguintes critérios

Pontuação	Critérios
0	Gengiva normal
1	Inflamação ligeira, ligeira alteração da cor, edema ligeiro, sem hemorragia à palpação
2	Inflamação moderada, vermelhidão, edema e formação de vidros, hemorragia à palpação
3	Inflamação grave, vermelhidão e edema acentuados, ulcerações, tendência para hemorragias espontâneas

Em primeiro lugar, as pontuações das quatro áreas do dente foram somadas e depois divididas por quatro. De seguida, somaram-se as pontuações dos índices de cada um dos dentes e dividiu-se pelo número total de dentes examinados.

IG = pontuação total de IG de todos os dentes
Número de dentes examinados

A pontuação numérica do índice gengival considerada para os diferentes graus de gengivite clínica foi a seguinte

Escores gengivais	Estado
0,1 a 1,0	Gengivite ligeira
1.1 a 2.0	Gengivite moderada
2.1 a 3.0	Gengivite grave

Loteamento

Os locais selecionados foram distribuídos aleatoriamente por uma tabela de números aleatórios gerada por computador pelo operador, que era o segundo examinador do grupo de controlo (desconexões e reconexões repetidas do pilar) e do grupo de teste (pilar definitivo). Cada paciente foi explicado sobre o procedimento de tratamento a ser efectuado e o seu resultado e o estudo foi iniciado após a obtenção do consentimento de cada um dos pacientes.

Parâmetros avaliados

1. Nível ósseo marginal peri-implantar
2. Hemorragia à sondagem
3. Profundidade de sondagem peri-implantar
4. Largura do rebordo alveolar
5. Distância da junção cemento-esmalte (CEJ) à crista alveolar
6. Satisfação dos doentes.

Análise CBCT

Todos os locais dos grupos de teste e de controlo foram submetidos a uma avaliação por TCFC. O Orthophos® XG 3D, fabricado pela Sirona Dental Systems GmbH, Alemanha, utilizando o software de imagiologia 3Diagnosys 4.2, foi utilizado para a avaliação por TCFC. Foi pedido ao doente que removesse todos os objectos metálicos e que usasse um avental de chumbo. Foi pedido ao doente que mordesse suave e naturalmente o bloco de mordida sem unir os incisivos. Os incisivos superiores foram centrados com o bloco de mordida. O paciente foi ajustado utilizando dois feixes de laser posicionais.

- O feixe laser de posicionamento médio-sagital
- O feixe laser de posicionamento 3D FoV (Field of View)

A leitura digital era vista no ecrã do computador.

Foram efectuadas medições de CBCT para cada grupo, ou seja, o grupo de controlo e o grupo de teste, na fase inicial e aos 6 meses. A análise do CBCT incluiu:

1. Nível ósseo marginal peri-implantar

O nível ósseo marginal peri-implantar foi medido desde o ombro do implante até à crista do osso, ou seja, o primeiro contacto entre o osso e o implante. Como todos os implantes foram colocados na crista, a medição da linha de base foi considerada zero. Aos 6 meses, as medições foram efectuadas em exames de CBCT nas zonas vestibular, mesial, distal e lingual e foi considerado o valor mais elevado.

2. Largura do rebordo alveolar

A medição da dimensão da largura do rebordo alveolar foi efectuada em dois pontos: Ponto 1 (a 2 mm da crista do rebordo) e Ponto 2 (a 4 mm da crista do rebordo).

3. Distância da JCE à crista alveolar

A distância da JCE à crista alveolar foi calculada, tanto na mesial como na distal dos dentes presentes adjacentes ao local edêntulo, medindo a distância da JCE (considerando a JCE dos dentes como ponto de referência) dos dentes à crista do osso alveolar adjacente.

Medição clínica

- A hemorragia à sondagem e a profundidade de sondagem peri-implantar foram medidas aos 3 e 6 meses após a inserção do implante, enquanto a largura do rebordo alveolar e a distância de

A distância entre a JCE e a crista alveolar foi calculada no início e aos 6 meses. Todas as medições clínicas foram registadas utilizando a sonda UNC-15, uma vez que o consenso atual refere que a utilização de sondas periodontais convencionais à volta dos implantes "não danifica nem a fixação da mucosa nem o implante".[51] Os parâmetros avaliados clinicamente foram;

1. Hemorragia à sondagem (BOP)

A hemorragia à sondagem foi avaliada nos locais mesiovestibular, vestibular, distovestibular, distolingual, lingual e mesiolingual, após a inserção da sonda periodontal UNC-15 no sulco peri-implantar, avaliando a presença ou ausência de hemorragia, após uma espera de 30 segundos.

2. Profundidade de sondagem peri-implantar (PIPD)

As medições da profundidade de sondagem peri-implantar foram determinadas até à marca de milímetro mais próxima, utilizando UNC-15 nos locais vestibular, mesial, lingual e distal.

3. Largura do rebordo alveolar

A medição da dimensão da largura do rebordo alveolar foi efectuada em dois pontos: Ponto 1 (a 2 mm da crista do rebordo) e Ponto 2 (a 4 mm da crista do rebordo), utilizando um medidor de mapeamento do rebordo.

4. Distância da JCE à crista alveolar

A distância entre a JCE e a crista alveolar foi calculada, tanto na mesial como na distal dos dentes presentes adjacentes ao local edêntulo, medindo a distância da JCE (considerando a JCE do dente como ponto de referência nos casos em que a recessão gengival estava presente) dos dentes à crista alveolar ou medindo a distância entre a margem gengival (nos casos em que a recessão gengival estava ausente e a JCE do dente não era visível) à crista óssea, utilizando uma sonda UNC-15.

Satisfação dos doentes

A satisfação dos doentes relativamente à terapia com implantes foi avaliada através de uma série de perguntas no período de acompanhamento de 6 meses. O questionário continha 10 afirmações ou perguntas relativas à mastigação, estética, fala, conforto e satisfação geral. Foi pedido aos pacientes que assinalassem/escolhessem uma resposta fixa do tipo "SIM/NÃO".

As 10 perguntas eram;

Q1. Está satisfeito com a capacidade de mastigação dos seus dentes suportados por implantes?

Q2. Está satisfeito com o aspeto dos seus dentes implanto-suportados?

Q3. Sente alguma diferença entre os dentes naturais e os dentes suportados por implantes?

Q4. Sente-se confortável com os dentes suportados por implantes?

Q5. É confortável falar com os seus dentes implanto-suportados?

Q6. Sente que é fácil manter a limpeza à volta dos seus implantes?

Q7. Está satisfeito com a duração do tratamento?

Q8. Considera que este tratamento é rentável?

Q9. Voltaria a submeter-se ao mesmo tratamento?

Q10. Recomendaria o tratamento aos seus amigos ou familiares?

Armamento cirúrgico

Os instrumentos foram dispostos por uma ordem definida num campo esterilizado colocado num carrinho cirúrgico. Todos os equipamentos foram autoclavados. O arsenal cirúrgico era constituído por - Espelhos bucais.

- Sonda periodontal UNC-15 (Hu-Friedy, EUA).
- Sonda reta.
- Explorador número 23 e número 17.
- Pinças.
- Luvas cirúrgicas descartáveis.
- Tampa da cabeça
- Máscaras faciais descartáveis.
- Retractor de bochecha
- Espelho fotográfico
- Seringa descartável - 5ml e 2ml.
- Anestésico local (xilocaína HCl a 2% com adrenalina 1:200000).
- Pegas Bard parker.
- Lâminas n.º 11, 12 e 15.
- Elevador periosteal (24G Hu-Friedy, EUA).
- Curetas de Gracey.
- Cureta de osso.
- Tesouras - rectas e curvas.
- Pinça para tecidos.
- Suporte da agulha.
- Material de sutura Mersilk.
- Cotonetes de algodão.
- Gaze.
- Ponta de sucção cirúrgica.
- Bandeja para rins com soro fisiológico e seringa de irrigação.

- Prato Dappen.
- Solução salina normal.
- Álcool desnaturado.
- Gluconato de clorexidina a 0,2 %.
- Medidor de mapeamento de cumeeiras.
- Peça de mão reta.
- Implantes (Adin Touareg™ S e Adin One™).
- Kit de implantes.
- Dispensador de fisioterapia.
- Pilar de cicatrização.

Armamentário para reabilitação protética

- Pilar.
- Análogo de implante.
- Cópia de impressões.
- Condutores de implantes protéticos.
- Material de impressão elastomérico.
- Tabuleiro de impressão.
- Cera de registo da mordida.
- Guia de sombra.
- Cimento de cimentação GIC.

Armamento para CBCT

- Unidade de CBCT
- Mangas de plástico descartáveis
- Avental de chumbo e proteção da tiroide
- Disco compacto

Procedimento cirúrgico

Após a conclusão da terapia inicial e dos exames de base, os pacientes entraram na fase cirúrgica da terapia com implantes. Os respectivos locais a serem tratados foram anestesiados com anestesia local contendo Xilocaína HCl a 2% com adrenalina (1:200000). Após anestesia adequada, o procedimento cirúrgico foi iniciado.

Incisão

Foi feita uma incisão médio-crestal na área edêntula e uma incisão intrasulcular que se estendia pelo menos por um dente mesial e distal, para libertar retalhos mucoperiosteais de espessura total para facilitar a acessibilidade e a visibilidade do local a tratar.

Reflexão da aba

Foi refletido um retalho mucoperiosteal de espessura total para obter acesso a toda a crista. Todos os fragmentos de tecido aderentes da crista óssea foram removidos com a ajuda de curetas. As superfícies radiculares do dente adjacente foram raspadas e aplainadas com instrumentos manuais.

Colocação do implante

Foi determinado um implante de dimensões adequadas com base na CBCT pré-cirúrgica, no modelo de estudo e na avaliação clínica do local recetor. Após o desbridamento completo da crista óssea, o osso foi perfurado com as brocas cirúrgicas para implantes, de acordo com as instruções do fabricante, a partir do kit de implantes Adin. Os participantes foram então distribuídos aleatoriamente por um de dois grupos de tratamento.

No grupo do pilar definitivo, os implantes Adin One™ foram inseridos de forma a que o ombro do implante fosse colocado ao nível da crista, de acordo com as diretrizes do fabricante.

No grupo de controlo, os implantes Adin Touareg™ S foram inseridos até ao nível da crista alveolar, de acordo com as diretrizes, e foram restaurados com pilares de cicatrização provisórios não oclusivos.

Os retalhos foram aproximados e suturados sem tensão com suturas de mersilk 3-0.

Cuidados pós-cirúrgicos

Todos os doentes receberam instruções adequadas de higiene oral e pós-cirurgia. Os doentes foram medicados com antibióticos (Amoxicilina 500mg) três vezes por dia durante cinco dias. Foram prescritos analgésicos (Aceclofenac 100mg + Paracetamol 325mg) para controlar o desconforto pós-cirúrgico. Foram colocadas suturas e os pacientes foram chamados após 7 dias para a remoção da sutura. Os pacientes foram instruídos a utilizar enxaguamento bucal com clorexidina (10 ml duas vezes por dia) durante 15 dias e a não mastigar alimentos duros ou pegajosos, nem escovar com força os locais dos implantes até à consulta seguinte, aos 3 meses. Os efeitos adversos foram registados nas consultas de revisão e os depósitos supra-gengivais foram removidos.

Fase protética

Nos pacientes do grupo de controlo, os pilares de cicatrização padrão foram removidos e as impressões foram feitas diretamente na plataforma do implante com uma moldeira personalizada, utilizando componentes protéticos padrão, ou seja, coifa de impressão e análogo do implante. Os pilares foram depois removidos mais três vezes: na estrutura metálica e nas provas em bisque e no momento da entrega da prótese final, quando foram substituídos por novos pilares.

Os pacientes inscritos no grupo de teste foram submetidos ao protocolo de "um pilar". As impressões foram feitas diretamente nos pilares utilizando uma moldeira padrão. Durante o fabrico da restauração metalo-cerâmica final, o grupo de teste teve o mesmo número de tentativas que o grupo de controlo, pelo que a única diferença foi o número de remoções de pilares. Todas as próteses finais foram entregues aproximadamente 3-4 meses após a inserção do implante.

Avaliação de acompanhamento

Os pacientes foram avaliados clinicamente aos 3 e 6 meses e por CBCT em intervalos de 6 meses. Utilizando a sonda periodontal graduada UNC-15, foram medidas a profundidade de sondagem periimplantar, a hemorragia à sondagem e a distância da JCE à crista óssea. O medidor de mapeamento do rebordo foi utilizado para medir clinicamente a largura do rebordo alveolar. Foram efectuadas medições de CBCT, utilizando o respetivo software, e foi calculada a diferença entre as alterações do nível ósseo marginal, as alterações da largura do rebordo alveolar e a distância da crista óssea à JCE no início e 6 meses após o carregamento. A satisfação do paciente foi avaliada através de um questionário com perguntas fechadas.

Fotografia a cores I

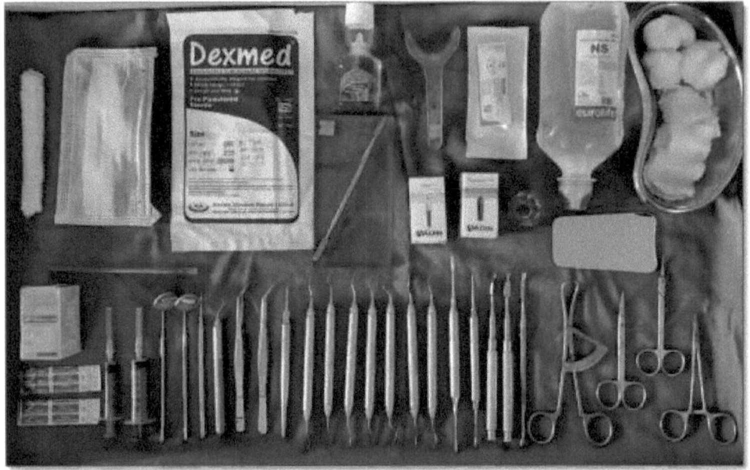

Armamento cirúrgico

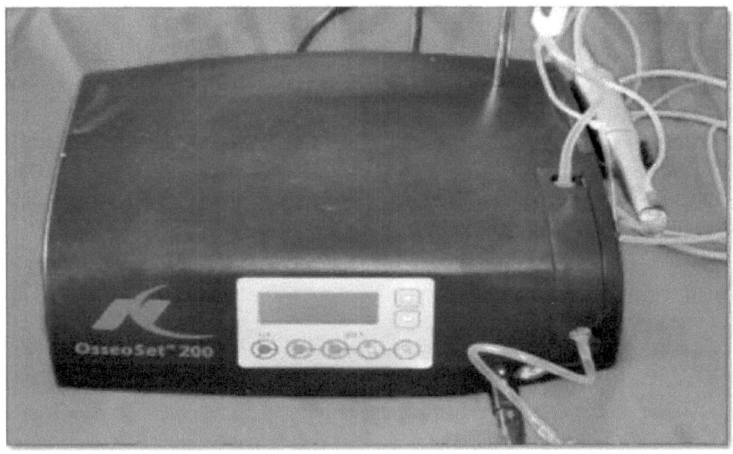

Dispensador de fisioterapia

Fotografia a cores II

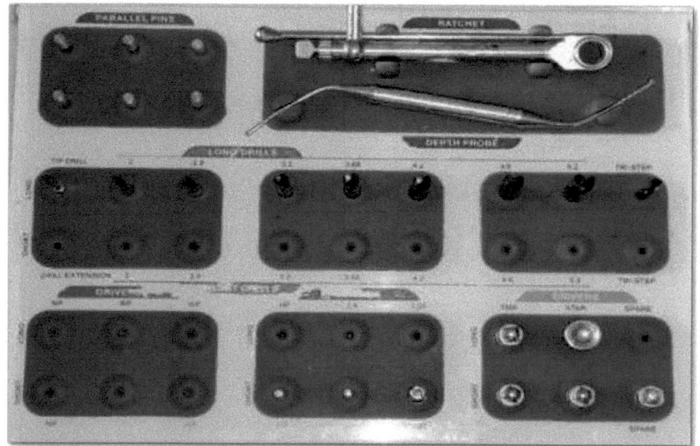

Kit de perfuração de implantes Adin

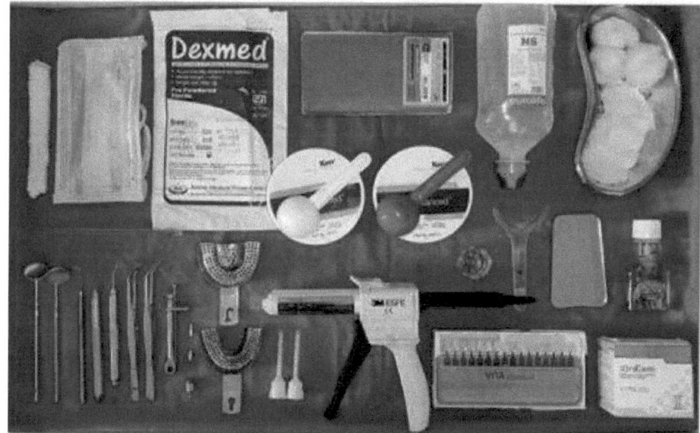

Armamento protético

Placa a cores III

Grupo de controlo

(Implante de duas peças restaurado com protocolo protético convencional)

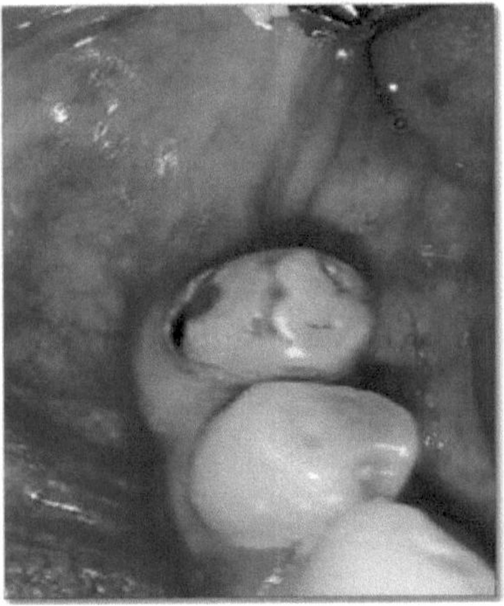

Sítio cirúrgico pré-operatório

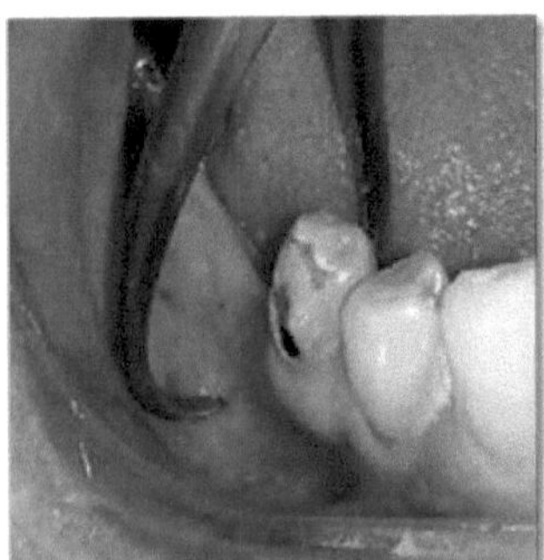

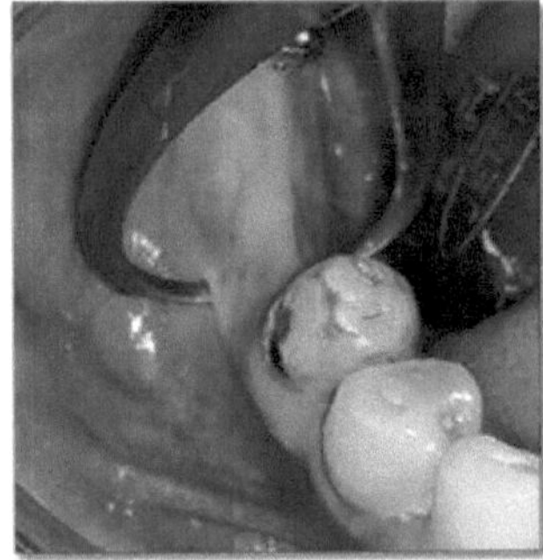

Medição da largura do rebordo a 2 mm Medição da largura do rebordo a 4 mm

Fotografia a cores IV

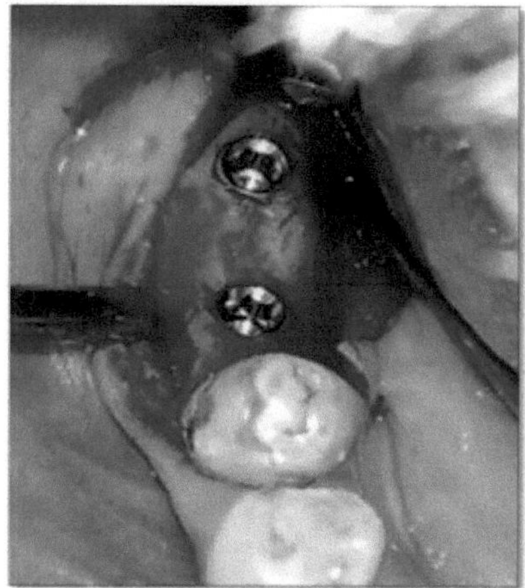

Colocação de implantes

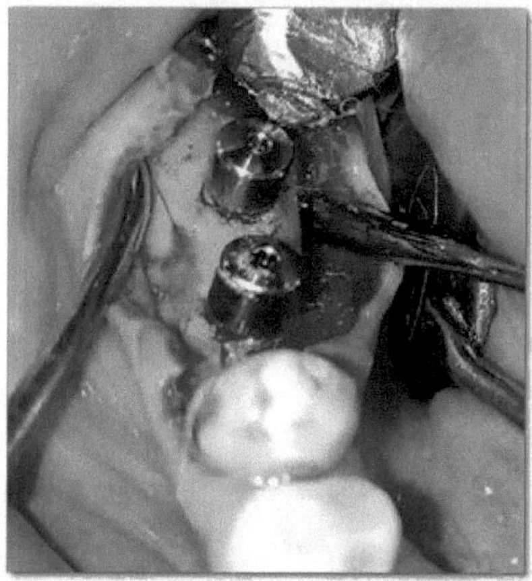

Implantes com pilar de cicatrização

Fotografia a cores V

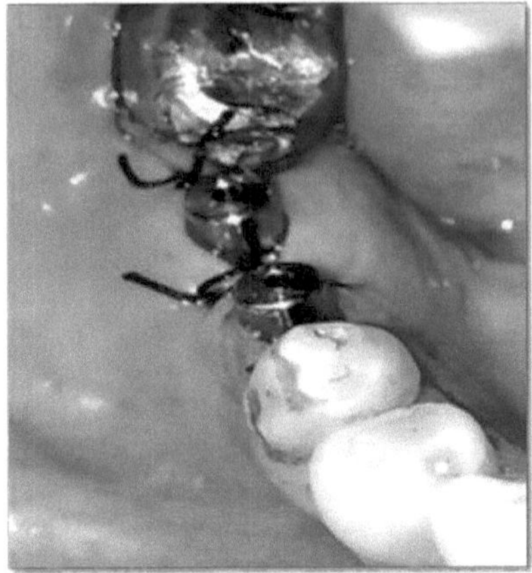

Aproximação do retalho com suturas

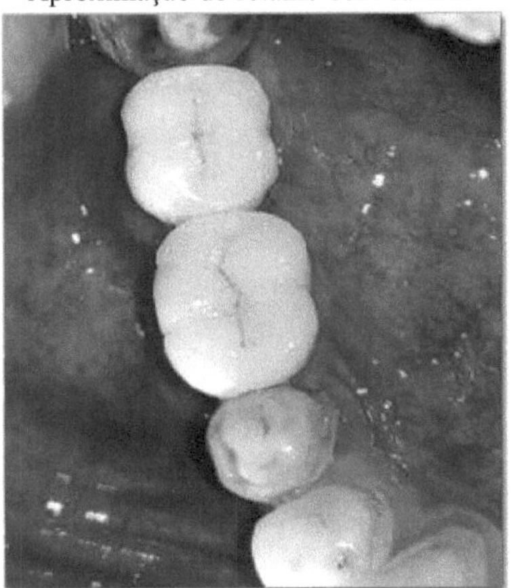

Colocação da prótese definitiva

Fotografia a cores VI
6 meses após o carregamento

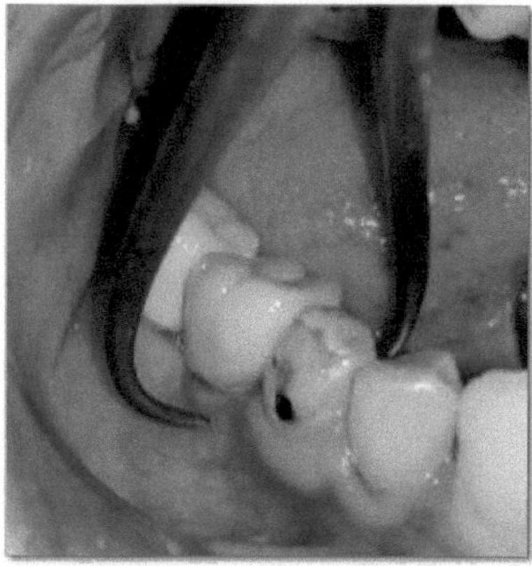

Medição da largura da crista a 2 mm

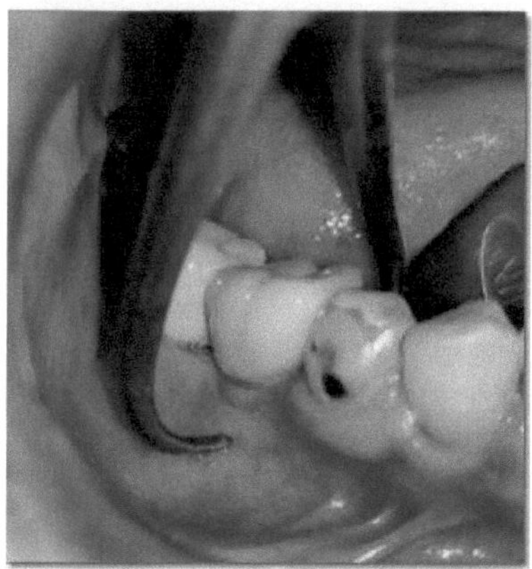

Medição da largura da crista a 4 mm

Fotografia a cores VII

Grupo de controlo - medições de base da CBCT

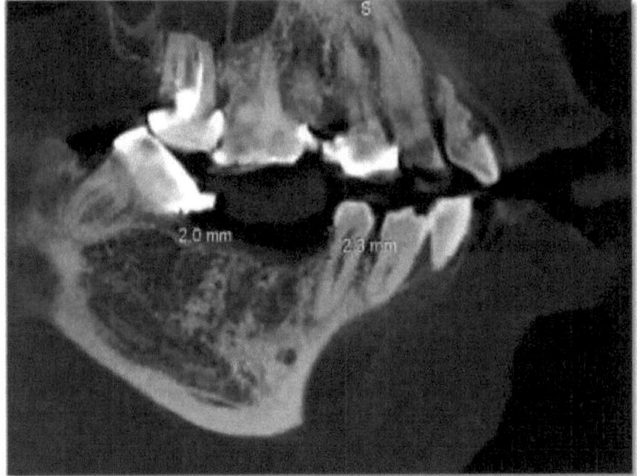

Distância da JCE à crista alveolar (Mesial e Distal)

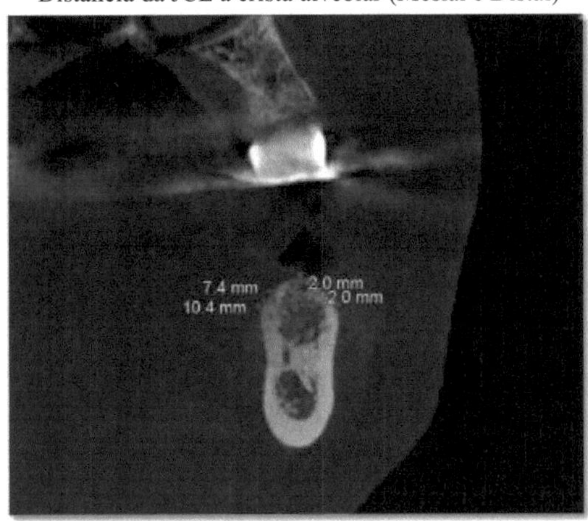

Medição da largura da crista a 2 mm e 4 mm

Fotografia a cores VIII
6 meses após as medições de carga

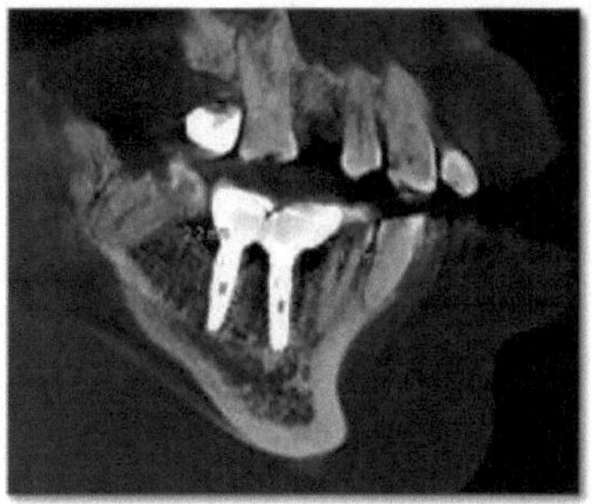

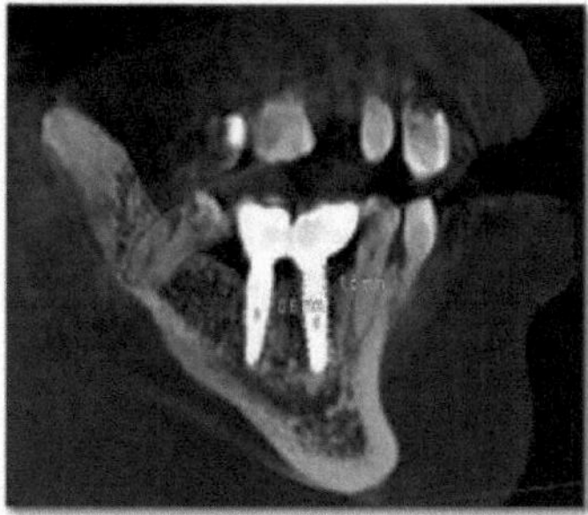

Distância da JCE à crista alveolar Ombro do implante ao primeiro BIC (Mesial e Distal)
(Perda óssea marginal peri-implantar)

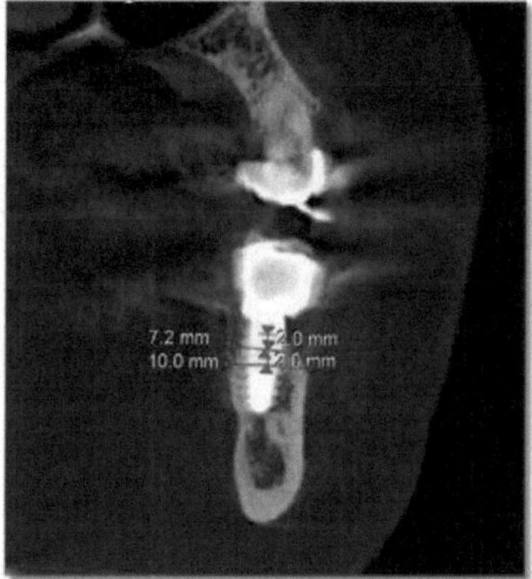

Medição da largura da crista a 2 mm e 4 mm

Fotografia a cores IX
Grupo de teste
(Implante com pilar definitivo)

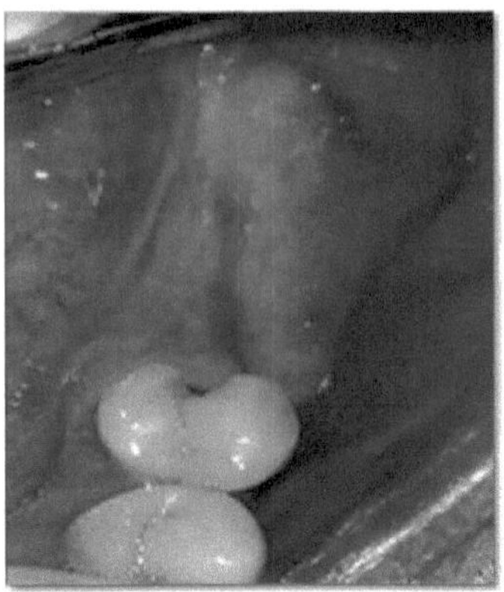

Sítio cirúrgico pré-operatório

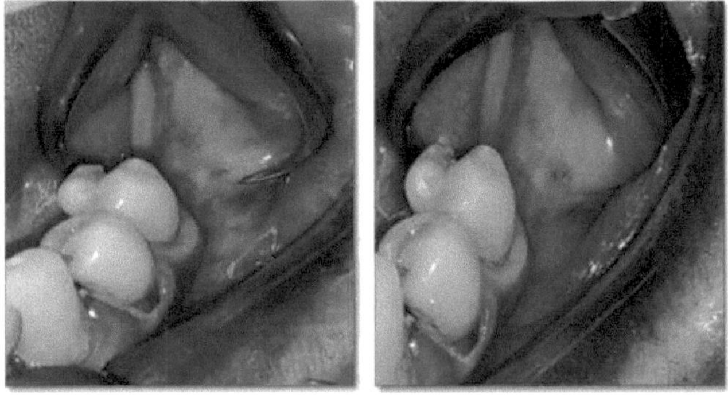

Medição da largura da crista a 2 mm Medição da largura da crista a 4 mm

Fotografia a cores X

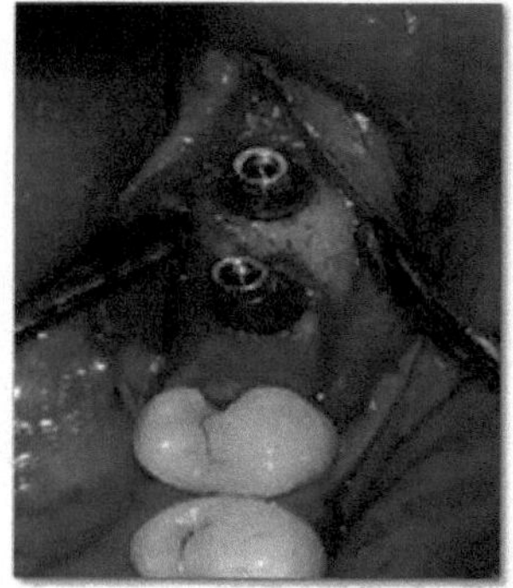

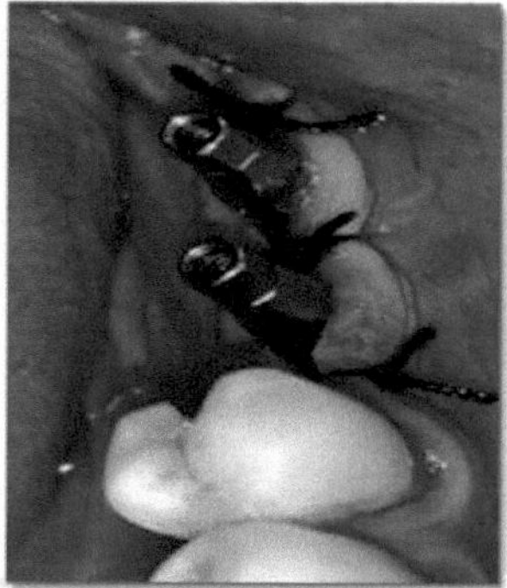

Implante com pilar definitivo Aproximação do retalho com sutura

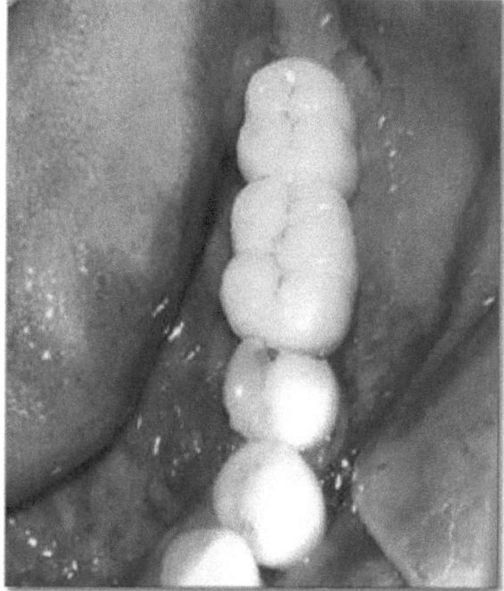

Prótese definitiva

Fotografia a cores XI
6 meses após o carregamento

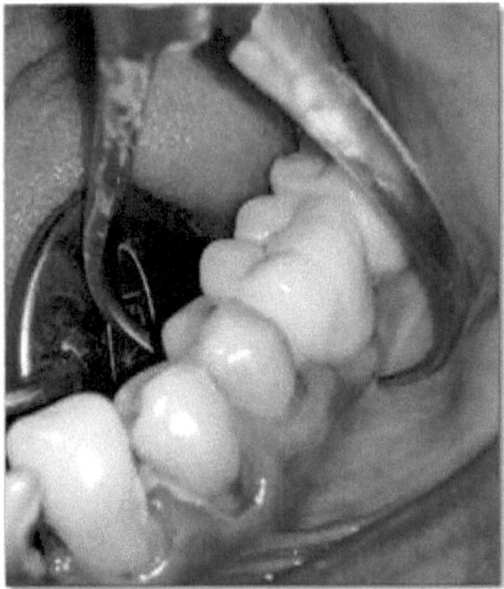

Largura da crista a 2 mm

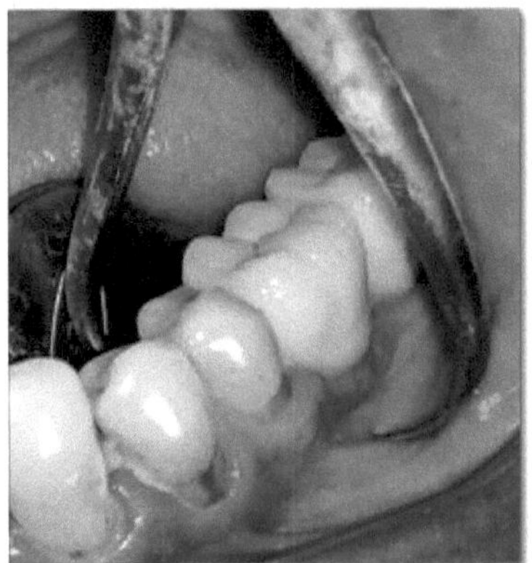

Largura da crista a 4 mm

Placa a cores XII

Grupo de teste - medições de base da CBCT

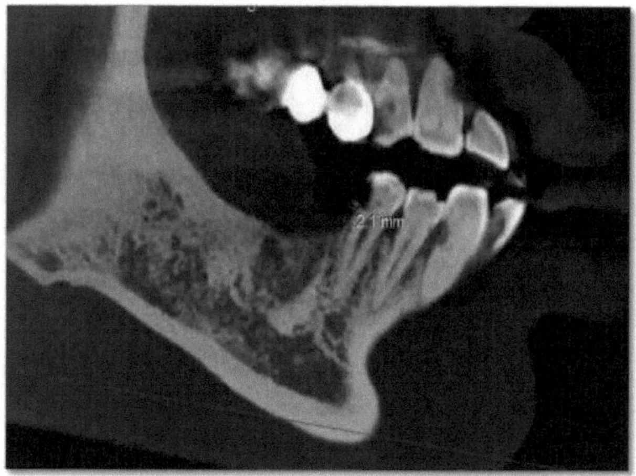

Distância da JCE à crista alveolar (Mesial)

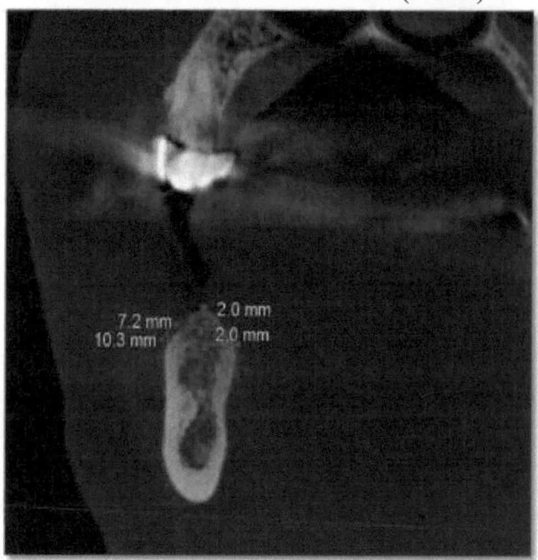

Medição da largura da crista a 2 mm e 4 mm

Placa a cores XIII

6 meses após as medições de carga

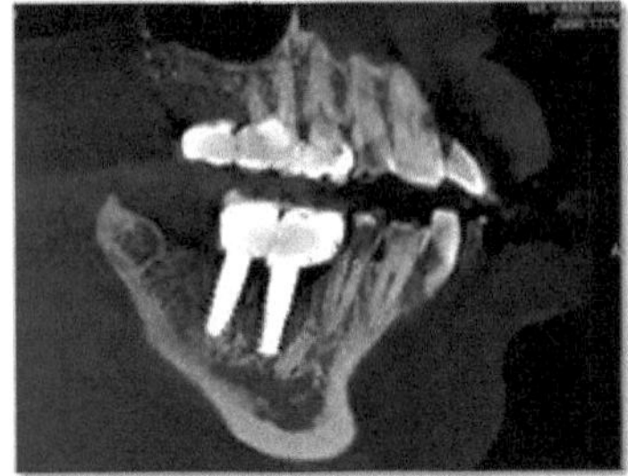

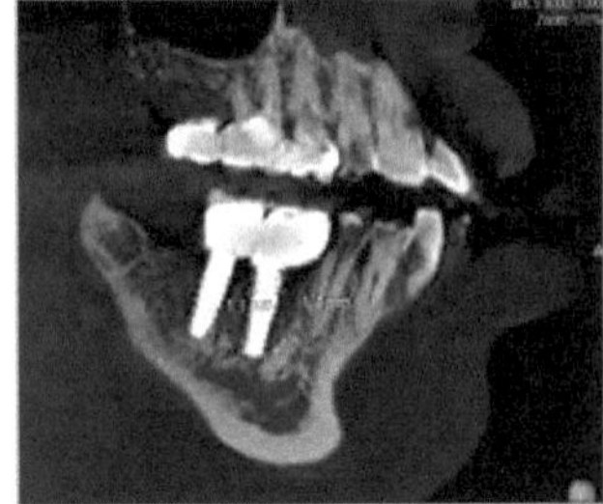

Distância da JCE à crista alveolar Ombro do implante ao primeiro BIC (Mesial) (Perda óssea marginal peri-implantar)

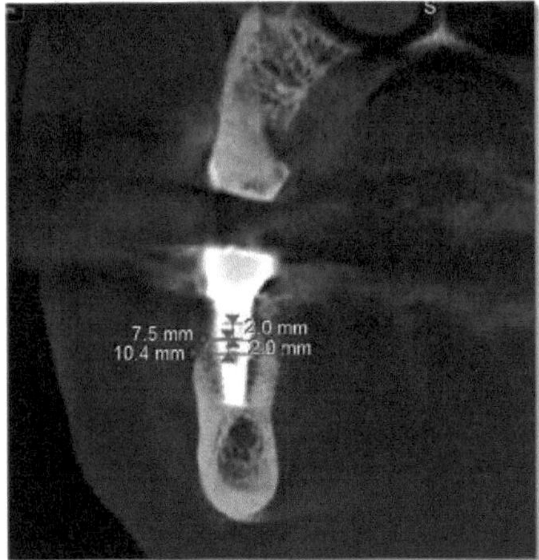

Largura da crista a 2 mm e 4 mm

5 Resultados

O presente ensaio clínico controlado e aleatório foi realizado para avaliar e comparar as alterações dos tecidos moles e duros peri-implantares entre implantes restaurados com pilares definitivos e implantes restaurados com múltiplas desconexões e reconexões do pilar. Entre os vários factores responsáveis pela reabsorção óssea da crista após a colocação do implante, os danos causados durante o procedimento cirúrgico inicial e o trauma causado pelo procedimento de ligação do pilar podem contribuir para a perda óssea inicial. Foi sugerido que a maior parte da perda óssea marginal ocorre antes ou imediatamente após a conexão do pilar. Além disso, a desconexão e a reconexão dos pilares provisórios/de cicatrização podem comprometer a barreira mucosa e induzir uma migração apical da ligação do tecido conjuntivo e a remodelação do osso subjacente. Em comparação com o pilar provisório, o pilar definitivo demonstrou menos micro-movimentos do que o protocolo de pilares repetidos com um pilar de cicatrização. Assim, o protocolo do pilar definitivo pode resultar numa menor fuga bacteriana e inflamação. Por conseguinte, foi colocada a hipótese de que a colocação do implante com o pilar definitivo no momento da cirurgia causará menos perda óssea peri-implantar em comparação com a desconexão e reconexão repetidas do pilar, conforme seguido no protocolo protético convencional.

Este estudo forneceu informações sobre vários aspectos do sucesso de implantes com pilar definitivo versus protocolo convencional para implantes colocados em cristas cicatrizadas. Isto incluiu resultados e informações relativos a alterações do nível ósseo, alterações dos tecidos moles e satisfação do paciente.

A hemorragia à sondagem e a profundidade de sondagem foram medidas aos 3 e 6 meses após a inserção do implante, enquanto a largura do rebordo alveolar e a distância da JCE à crista alveolar foram calculadas no início e aos 6 meses. Foram efectuadas medições de CBCT para cada grupo, ou seja, para o grupo de controlo e para o grupo de teste, no início e aos 6 meses, e os parâmetros avaliados foram o nível ósseo marginal peri-implantar, a largura do rebordo alveolar e a distância da JCE à crista alveolar.

Análise estatística

Os dados relativos aos parâmetros demográficos, como a idade e o sexo, foram resumidos em termos de frequências e percentagens. As medidas paramétricas foram expressas em termos de média, desvio padrão e mediana para cada grupo. A comparação das médias nas medições paramétricas entre os grupos de estudo foi avaliada utilizando o teste t de Student. A comparação da presença e ausência do parâmetro BOP entre os grupos de estudo foi efectuada utilizando o teste do qui-quadrado de Pearson. A comparação das medições paramétricas entre dois momentos foi efectuada utilizando o teste t emparelhado. Para a comparação de mais de dois momentos, foi utilizada a análise de variância de medidas repetidas. A comparação emparelhada foi efectuada utilizando o teste post-hoc de Tukey. Além disso, para comparar as medições paramétricas entre dois locais, foi efectuado o teste t de Student, enquanto a análise de variância unidirecional foi utilizada para comparar as medições em mais de dois locais.

Todas as análises foram efectuadas com recurso ao SPSS versão 20.0 (IBM Corp) e à ferramenta de programação R-3.0.0. A significância estatística foi testada ao nível de 5%.

A população do estudo era constituída por 8 homens e 5 mulheres, sistemicamente saudáveis, com idades compreendidas entre os 21 e os 70 anos. Foram tidos em consideração 20 locais de 13 pacientes. Dos 20 locais, 10 eram implantes com pilar definitivo e os outros 10 eram implantes convencionais (de duas peças) seguidos de repetidas desconexões e reconexões do pilar. Todos os implantes foram colocados em rebordos cicatrizados utilizando uma abordagem diferida. Destes 20 implantes, 5 eram implantes adjacentes e 10 eram implantes não adjacentes. Todos os implantes foram colocados na região dos molares inferiores. As dimensões dos implantes utilizados para o tratamento foram de 4,2 mm de diâmetro e 11,5 mm de comprimento. Todos os 13 pacientes voltaram para exame clínico e radiográfico em intervalos definidos após a cirurgia, pois não houve desistências até a conclusão do estudo. A cicatrização pós-operatória decorreu sem intercorrências em 19 locais tratados e os implantes foram osseointegrados com sucesso. Devido ao insucesso da osseointegração, um implante foi removido e foi efectuado um desbridamento total da ferida, tendo sido substituído por outro implante após um período de cicatrização de 1 mês. Felizmente, após uma higiene oral rigorosa durante 1 mês, a ferida cicatrizou sem quaisquer sinais clínicos de infeção e a osteointegração foi conseguida. O tratamento protético foi concluído 6 meses após a colocação do implante. Não foram observados quaisquer efeitos secundários clinicamente detectáveis ou subjetivamente relatados em qualquer paciente tratado. Este estudo alcançou uma taxa de sucesso protético e de implantes de 100% no exame de acompanhamento de 6 meses, tanto para o grupo de teste como para o grupo de controlo.

A Tabela 1 apresenta as estatísticas descritivas relativas à idade e ao género dos doentes. A idade média dos doentes no grupo de controlo foi de 51,00 ± 18,10 anos e no grupo de teste foi de 42,13 ± 11,89 anos. A distribuição dos pacientes por género mostrou que, no grupo de controlo, a proporção de locais tratados em homens e mulheres foi de 70% e 30%, respetivamente, enquanto no grupo de teste, a proporção foi de 60% e 40%. **(Tabela 1) (Figura 1 e 2)** A comparação do índice de placa e gengival em diferentes pontos de tempo entre os dois grupos foi avaliada utilizando o teste t de Student e a comparação entre pontos de tempo para cada grupo foi obtida utilizando a ANOVA de medidas repetidas apresentada na Tabela 2. Em geral, os doentes mostraram uma boa higiene oral durante toda a duração do estudo. A pontuação inicial da placa bacteriana para o grupo de controlo foi de 1,05 ± 0,39, enquanto que, aos 3 meses, diminuiu para 0,97 ± 0,27, e aos 6 meses, a PI média foi de 0,91 ± 0,17. No grupo de teste, a pontuação média da placa na linha de base, 3 meses e 6 meses foi de 1,12 ± 0,32, 1,10 ± 0,12 e 1,01 ± 0,04. Nos pontos de referência, 3 e 6 meses, o índice de placa médio entre os dois grupos foi estatisticamente insignificante ($p > 0,05$). A comparação do índice de placa ao longo do tempo no grupo de teste mostrou uma diferença estatisticamente insignificante ($p > 0,05$). Para o índice gengival, aos 6 meses, a diferença no índice gengival médio entre o grupo de controlo (0,58 ± 0,12) e o grupo de teste (0,75 ± 0,13) foi estatisticamente significativa com um valor de p de 0,0051, enquanto que, na linha de base e aos 3 meses, foi estatisticamente insignificante quando comparada entre o grupo de controlo e o grupo de teste. O IG médio desceu de 0,80 ± 0,23 na linha de base para 0,68 ± 0,16 aos 3 meses, enquanto aos 6 meses era de 0,58 ± 0,12 para o grupo de controlo. Da mesma forma, para o grupo de teste, o IG médio foi de 0,87 ± 0,11 na linha de base, que diminuiu para 0,82 ± 0,15 e, aos 6 meses, o valor foi de 0,75 ± 0,13. Para o índice gengival, a média foi mais elevada na linha de base no grupo de controlo, pelo que a diferença foi estatisticamente significativa em cada grupo com valores de p 0,0197.**(Tabela 2) (Figura 3 e 4)**

A Tabela 3 representa a comparação dos parâmetros BOP e PIPD em diferentes pontos de tempo entre os dois grupos e também a comparação do parâmetro PIPD entre os pontos de tempo para cada grupo. Dos 10 locais, a presença de BOP foi observada em 1 (10%), enquanto 9 (90%) pacientes apresentaram ausência em ambos os grupos. A diferença entre os dois grupos foi estatisticamente insignificante utilizando o teste do qui-quadrado de Pearson. Aos 6 meses, todos os pacientes mostraram ausência de BOP em ambos os grupos. A PIPD média aos 3 meses entre o grupo de controlo e o grupo de teste foi estatisticamente insignificante; no entanto, aos 6 meses, a PIPD média no grupo de controlo (2,10 ± 0,43) foi significativamente mais elevada em comparação com o grupo de teste (1,60 ± 0,32), com um valor de p de 0,0088 obtido com o teste t de Student. Além disso, a comparação do PIPD médio entre 3 meses e 6 meses foi estatisticamente significativa no grupo de controlo com um valor de p de 0,0011, o PIPD aumentou de 1,70 ± 0,28 mm aos 3 meses para 2,10 ± 0,43 mm aos 6 meses no grupo de controlo. Enquanto o aumento do PIPD no grupo de teste foi de 1,40 ± 0,43 mm aos 3 meses para 1,60 ± 0,32 mm aos 6 meses, embora não tenha atingido o nível de significância estatística. **(Tabela 3) (Figura 5 e 6)**

A comparação das medições clínicas da altura média (distância da JCE à crista alveolar) nos locais mesial e distal em diferentes pontos temporais entre os dois grupos e também entre os pontos temporais para cada grupo é apresentada na **Tabela 4**. A distância média da JCE à crista alveolar no local mesial na linha de base e aos 6 meses entre os dois grupos foi estatisticamente insignificante, conforme avaliado com o teste t de Student. Além disso, a média da medida mesial no grupo de controlo foi estatisticamente mais elevada aos 6 meses (2,80 ± 0,67 mm) em comparação com a linha de base (2,35 ± 0,71 mm) com um valor de p < 0,0001, no entanto, no grupo de teste a média diferiu de forma insignificante entre a linha de base (2,00 ± 0,78 mm) e os 6 meses (2,30 ± 0,86 mm). No que diz respeito às medições distais, o dente distal ao implante estava ausente em três locais no grupo de controlo e em quatro locais no grupo de teste. A distância média da JCE à crista alveolar no início do estudo foi de 2,14 ± 0,85 mm e 2,64 ± 0,63 mm aos 6 meses para o grupo de controlo, enquanto que para o grupo de teste, as medições no início do estudo e aos 6 meses foram de 1,81 ± 0,80 mm e 2,19 ± 0,46 mm, respetivamente. A diferença na média foi estatisticamente insignificante entre os dois grupos, no entanto, a diferença média da medição distal entre a linha de base e os 6 meses foi estatisticamente significativa nos grupos de controlo e de teste, com valores de p 0,0177 e 0,0479, respetivamente. **(Tabela 4) (Figura 7 e 8)**

A comparação das medições de CBCT da altura média (distância da JCE à crista alveolar) nos locais mesial e distal em diferentes pontos de tempo entre os dois grupos e também entre os pontos de tempo para cada grupo é apresentada na **Tabela 5**. A distância média da JCE à crista alveolar no local mesial na linha de base para o grupo de controlo foi de 2,53 ± 0,73 mm e para o grupo de teste foi de 2,66 ± 0,83 mm. Aos 6 meses, os valores médios para o grupo de controlo foi de 2,97 ± 0,79 mm e para o grupo de teste foi de 2,90 ± 1,04 mm. A média da medição mesial na linha de base e aos 6 meses entre os dois grupos foi estatisticamente insignificante, conforme avaliado com o teste t de Student. Além disso, a diferença média na medida mesial entre a linha de base e 6 meses foi avaliada usando o teste t pareado, que foi estatisticamente significativo com valores de p < 0,0001 e 0,0368, respetivamente. No que diz respeito às medições distais, a distância média da JCE à crista alveolar na linha de base foi de 1,84 ± 1,27 mm e 2,26 ± 1,22 mm aos 6 meses para o grupo de controlo, enquanto que para o grupo de teste, as medições na linha de base e aos 6 meses foram de 2,29 ± 0,mm e 2,50 ± 0,69 mm, respetivamente. A diferença nas médias foi estatisticamente insignificante entre os dois grupos, no entanto, a diferença média da medição distal entre a linha de base e os 6 meses nos grupos de controlo e de teste foi estatisticamente significativa com valores de p < 0,0001 e 0,0081. **(Tabela 5) (Figura 9 e 10)**

A Tabela 6 apresenta a comparação da medição média da CBCT, ou seja, do ombro do implante até ao primeiro BIC, em diferentes pontos temporais entre os dois grupos e também ao longo do tempo para cada grupo. Na linha de base, todos os valores foram considerados zero, uma vez que os implantes foram colocados ao nível da crista alveolar. Aos 6 meses, a alteração média do nível ósseo foi estatisticamente mais elevada no grupo de controlo (1,22 ± 0,2) em comparação com o grupo de teste (0,74 ± 0,41) com um valor de p de 0,00661, avaliado com o teste t de Student. **(Tabela 6) (Figura 11)**

A Tabela 7 apresenta a comparação da altura (distância da JCE à crista alveolar) nos locais mesial e distal em diferentes pontos de tempo entre as medições clínicas e da TCFC para dois grupos e também entre pontos de tempo para cada grupo.

Para o grupo de controlo, na linha de base, o valor para a medição clínica na zona mesial é de 2,35 ± 0,71 mm, enquanto para a medição CBCT, o valor médio é de 2,53 ± 0,73 mm. Do mesmo modo, o valor médio clínico e da CBCT aos 6 meses é de 2,80 ± 0,67 mm e 2,97 ± 0,79 mm, respetivamente. No lado mesial, a diferença na medição média entre os achados clínicos e de CBCT foi estatisticamente insignificante (p > 0,05) para todos os pontos temporais. Para os tipos de medição Clínica e CBCT, as diferenças médias nas medições mesiais foram estatisticamente significativas com valores de p < 0,0001.

No lado distal, no grupo de controlo, o valor clínico médio obtido foi de 2,14 ± 0,85 mm no início e 2,64 ± 0,63 mm aos 6 meses. Os valores médios de CBCT obtidos foram 1,84 ± 1,27 mm e 2,26 ± 1,22 mm no início e aos 6 meses, respetivamente. A diferença na medição média entre o local clínico e o local da CBCT foi estatisticamente insignificante (p > 0,05) em todos os pontos temporais, ou seja, na linha de base e aos 6 meses. Para o tipo clínico, a diferença média nas medições distais foi estatisticamente significativa entre os momentos, com um valor de p de 0,0177, enquanto para a CBCT, a diferença média foi estatisticamente significativa entre os momentos, com um valor de p < 0,0001.

Para o grupo de teste, na linha de base, o valor da medição clínica no local mesial é de 2,00 ± 0,78 mm, enquanto que para a medição CBCT, o valor médio é de 2,66 ± 0,83 mm. Do mesmo modo, o valor médio clínico e da CBCT aos 6 meses é de 2,30 ± 0,86 mm e 2,90 ± 1,04 mm, respetivamente. No lado mesial, no grupo de teste, a diferença média de medição entre o local clínico e o local da CBCT foi estatisticamente insignificante (p > 0,05) para todos os pontos de tempo, ou seja, na linha de base e aos 6 meses. Para os valores clínicos, a diferença média da medição mesial foi estatisticamente insignificante entre os pontos de tempo, enquanto para os valores de CBCT, a diferença média da medição mesial foi estatisticamente diferente entre os tempos com um valor de p de 0,0368.

No lado distal, no grupo de controlo, o valor clínico médio obtido foi de 1,81 ± 0,80 mm no início e 2,19 ± 0,46 mm aos 6 meses. Os valores médios de CBCT obtidos foram 2,29 ± 0,60 mm e 2,50 ± 0,69 mm no início e aos 6 meses, respetivamente. A diferença média de medição entre o local clínico e o local da CBCT foi estatisticamente insignificante (p > 0,05) para todos os pontos temporais. Além disso, tanto para a clínica como para a CBCT, a diferença média na medição distal foi estatisticamente significativa entre os pontos temporais, com valores de p 0,0479 e 0,0081, respetivamente. **(Tabela 7) (Figura 12 e 13)**

A Tabela 8 apresenta a comparação da largura do rebordo alveolar a 2 mm e a 4 mm em diferentes momentos para o grupo de teste e o grupo de controlo, bem como a comparação entre as medições clínicas e as medições da TCFC ao longo dos momentos para cada grupo. A uma distância de 2 mm no grupo de controlo, os valores clínicos de base diminuíram de 9,05 ± 1,32 mm para 8,75 ± 1,32 mm aos 6 meses. À semelhança da medição clínica, os valores obtidos por CBCT diminuíram de 9,19 ± 1,42 mm na linha de base para 8,94 ± 1,44

mm aos 6 meses. A diferença média de medição entre a medição clínica e a CBCT foi estatisticamente insignificante ($p > 0,05$) para ambos os pontos temporais, ou seja, na linha de base e aos 6 meses, enquanto que para ambos os tipos de medição, a diferença média na largura na linha de base e aos 6 meses foi estatisticamente significativa com valores de p 0,0051 e < 0,0001, respetivamente.
A uma distância de 4 mm no grupo de controlo, os valores clínicos obtidos foram de 11,35 ± 2,16 mm e 11,00 ± 2,09 mm no início e aos 6 meses, respetivamente, enquanto os valores da CBCT foram de 11,64 ± 2,18 mm no início e 11,39 ± 2,13 mm aos 6 meses. A diferença média de medição entre a Clínica e a CBCT foi estatisticamente insignificante ($p > 0,05$) para ambos os pontos temporais, ou seja, na linha de base e aos 6 meses, enquanto que para ambas as medições, a diferença média na largura na linha de base e aos 6 meses foi estatisticamente significativa com valores de p 0,0013 e < 0,0001, respetivamente.
A uma distância de 2 mm no grupo de teste, os valores clínicos de base diminuíram de 8,35 ± 1,25 mm para 8,25 ± 1,14 mm aos 6 meses. À semelhança da medição clínica, os valores obtidos por CBCT diminuíram de 8,52 ± 1,39 mm na linha de base para 8,27 ± 1,27 mm aos 6 meses. A diferença média de medição entre a clínica e a CBCT foi estatisticamente insignificante ($p > 0,05$) para ambos os pontos temporais, ou seja, na linha de base e aos 6 meses, enquanto que para a CBCT, a diferença média nas medições da largura na linha de base foi estatisticamente mais elevada do que aos 6 meses, com um valor de p de 0,0047.
A uma distância de 4 mm no grupo de teste, os valores clínicos obtidos foram de 10,20 ± 1,40 mm e 10,05 ± 1,34 mm na linha de base e aos 6 meses, respetivamente, enquanto os valores da TCFC foram de 10,44 ± 1,75 mm na linha de base e 10,18 ± 1,68 mm aos 6 meses. A diferença média da medição média entre a Clínica e a TCFC foi estatisticamente insignificante ($p > 0,05$) para ambos os pontos temporais, ou seja, na linha de base e aos 6 meses, enquanto para a TCFC, a diferença média da largura na linha de base foi estatisticamente mais elevada do que aos 6 meses, com um valor de p de 0,0043. **(Tabela 8) (Figura 14 e 15)**
A taxa de resposta ao questionário foi de 100%. **A Tabela 9** mostra a distribuição dos pacientes em relação ao nível de satisfação com o procedimento em dois grupos. No grupo de controlo, houve um total de 6 inquiridos para todas as perguntas. As respostas às perguntas relacionadas com a satisfação com a capacidade de mastigação do dente implanto-suportado, a aparência do dente implanto-suportado, o conforto com os dentes implanto-suportados, o conforto ao falar, a manutenção da limpeza à volta do implante e se existe alguma diferença entre os dentes naturais e os dentes implanto-suportados foram 100% (6) positivas. Além disso, as perguntas sobre se voltariam a efetuar o mesmo tratamento e se recomendariam o tratamento a outras pessoas também obtiveram uma resposta "sim" de todos os pacientes do grupo. No entanto, em algumas perguntas, como se a duração do tratamento foi adequada, 3 (50%) pacientes responderam "sim" e 3 (50%) "não". Além disso, ao perguntar se o tratamento era rentável, 1 (16,67%) respondeu negativamente e os restantes 5 (83,33%) responderam positivamente.
No grupo de teste, havia um total de 7 inquiridos para todas as questões, as respostas às questões relacionadas com a satisfação com a capacidade de mastigação dos dentes implanto-suportados, o aspeto dos dentes implanto-suportados, o conforto com os dentes implanto-suportados, o conforto ao falar, a duração do tratamento e se existe alguma diferença entre os dentes naturais e os dentes implanto-suportados foram 100% (7) positivas. Para além disso, as perguntas sobre se voltariam a submeter-se ao mesmo tratamento e se recomendariam o

tratamento a outras pessoas também obtiveram resposta "sim" de todos os pacientes do grupo. No entanto, em questões como se é fácil manter a limpeza ao redor do implante, 5 (71,43%) responderam "sim" e 2 (28,57%) "não". Além disso, ao perguntar se o tratamento era rentável, 1 (14,29%) respondeu negativamente e os restantes 6 (85,71%) pacientes responderam positivamente. **(Tabela 9)**

6 Discussão

Quando um dente falha, a sua substituição após a extração pode ser feita utilizando uma variedade de modalidades diferentes. Os implantes dentários provaram ser uma modalidade previsível para substituir dentes em falta ou em falha por vários tipos de próteses dentárias fixas, e mais de 30 anos de provas sobre a utilização clínica de implantes endósseos revelaram resultados satisfatórios a longo prazo.[52]

Durante este período de desenvolvimento, os conceitos e as modalidades de tratamento para restaurações com implantes sofreram enormes alterações. De acordo com o protocolo Branemark de 1983,[53] um período de cicatrização sem stress é um dos requisitos mais importantes para uma integração previsível do implante. No início, apenas os protocolos que envolviam a colocação de implantes de duas peças eram reconhecidos como proporcionando resultados reprodutíveis e fiáveis com um período de cicatrização submerso de 4 a 6 meses.[54] Este período de cicatrização sem carga foi considerado necessário para obter osso mineralizado na interface osso-implante, antes da cirurgia de segunda fase e da colocação da prótese.

Embora associado a resultados de grande sucesso,[55] este protocolo tradicional implica um longo período de tratamento, múltiplas cirurgias e desconforto para os pacientes. Consequentemente, foi exigido um menor número de intervenções cirúrgicas e períodos de cicatrização mais curtos antes da carga, tendo sido também feitos grandes esforços para reduzir a perda óssea peri-implantar após a colocação e carga do implante. Assim, foram propostas alterações nos procedimentos clínicos, tais como a utilização de implantes com plataforma trocada, colocação de implantes com pilares definitivos, etc. O platform switching baseia-se na utilização de pilares com um diâmetro inferior ao diâmetro da plataforma do implante, criando assim um desfasamento entre ambos os componentes ao nível da interface implante-pilar.[56] Dado que as repetidas des/reconexões dos pilares podem comprometer as vantagens da troca de plataforma, a utilização de um pilar definitivo ligado ao corpo do implante sem remoção durante o processo de restauração pode ser uma estratégia útil para reduzir a perda óssea da crista.[12] Os implantes dentários com pilares definitivos podem ser utilizados com sucesso devido a melhorias nas técnicas cirúrgicas e protéticas, como a avaliação prévia da restauração protética e o planeamento das angulações do implante em conformidade.

A mucosa peri-implantar que se forma nos implantes de titânio após a ligação do pilar tem muitas caraterísticas em comum com o tecido gengival dos dentes. Isto foi estudado por **Berglundh et al (1991)**[9] num estudo em animais. Assim, tal como a gengiva, a mucosa peri-implantar estabelece uma barreira semelhante a um manguito (selo) que, clinicamente, parece aderir à superfície do pilar de titânio. Em estudos anteriores, observou-se que as células epiteliais peri-implantares se ligam à superfície do implante independentemente do material do implante, de forma semelhante à adesão das células epiteliais juncionais à superfície do dente através dos hemi-desmossomas e da lâmina basal.[57] Quando a morfogénese da mucosa peri-implantar foi avaliada após a colocação do implante, a formação de uma barreira de tecido mole adjacente às superfícies dos implantes de titânio desenvolveu-se em 8 semanas[58] , semelhante à de um estudo com cães[59] , e a estabilidade deste tecido mole para formar a vedação (largura biológica) e a barreira funcional contra a invasão bacteriana em redor dos implantes demorou, pelo menos, 12 a 15 meses. No protocolo clássico de pilares repetidos, assim que os implantes são expostos no ambiente oral, os pilares de cicatrização são fixados durante aproximadamente três semanas a três-quatro meses antes da inserção de pilares definitivos padrão ou personalizados. A desconexão e a reconexão dos pilares de cicatrização/provisórios podem comprometer a barreira mucosa e induzir uma migração apical da ligação do tecido conjuntivo e a remodelação do osso subjacente.[11] A manipulação do pilar resulta numa lesão mecânica da barreira dos tecidos moles, que se restabelece mais apicalmente, causando uma reabsorção óssea marginal. Em comparação com o pilar provisório, o pilar definitivo demonstrou menos micromovimento do que o protocolo de pilares repetidos com um pilar de cicatrização. Assim, o protocolo do pilar definitivo pode resultar numa menor fuga bacteriana e inflamação. Além disso, este protocolo evita a desconexão/reconexão repetida dos pilares de cicatrização/provisórios e reduz a rutura das ligações dos tecidos moles. A manipulação repetida para fixar o pilar ao implante pode levar a fugas bacterianas, o que acelera ainda mais a rutura dos tecidos peri-implantares.[12] Assim, foi colocada a hipótese de que os implantes colocados com o pilar definitivo podem resultar numa menor reabsorção óssea vertical e alterações nos tecidos moles. Assim, este estudo foi realizado com o objetivo de preservar os tecidos moles e duros ideais à volta dos implantes colocados em rebordos alveolares cicatrizados através de uma abordagem protética amiga dos tecidos (que não traumatiza o selamento da mucosa peri-implantar), que consiste na colocação de implantes com o pilar definitivo, e comparar os resultados com a colocação convencional e o protocolo protético que envolve repetidas desconexões e reconexões do pilar.

Os resultados do tratamento com implantes dentários estão entre as opções terapêuticas mais estudadas e mais previsíveis da medicina dentária moderna. Embora a validade da osseointegração do titânio ao osso tenha sido estabelecida sem margem para dúvidas, a estabilidade a longo prazo dos tecidos duros e moles peri-implantares continua a ser um dos principais desafios no tratamento com implantes.[60] As definições de sucesso dos implantes incluem normalmente um limiar de perda óssea marginal peri-implantar e a medição radiográfica é essencial para avaliar a perda óssea marginal em redor dos implantes. Até recentemente, as modalidades radiográficas de diagnóstico mais comuns utilizadas para auxiliar os médicos durante o planeamento do tratamento com implantes limitavam-se à radiografia periapical intra-oral e à radiografia panorâmica. Estas modalidades radiográficas apenas fornecem representações bidimensionais (2D) de estruturas tridimensionais (3D). Num esforço para ultrapassar esta desvantagem, a utilização da tomografia computorizada (TC) médica para aplicações de implantes dentários tornou-se disponível em meados da década de 1980; no entanto, esta prática foi alvo de algumas críticas devido ao nível de exposição à radiação durante a aquisição de imagens. A introdução da CBCT no final da década de 1990 representou um avanço sem paralelo no campo da radiologia dentária e maxilofacial, uma vez que reduziu significativamente a exposição à radiação dos pacientes submetidos a exames. A informação 3D gerada por esta técnica oferece o potencial de melhorar o diagnóstico e o planeamento do tratamento para uma vasta gama de aplicações clínicas em implantologia dentária.[34] As imagens de CBCT em implantologia dentária permitem a análise das superfícies vestibular e lingual e uma melhor visualização da profundidade, altura e morfologia do osso. Na avaliação das dimensões do osso vestibular peri-implantar e dos defeitos ósseos marginais, a TCFC é geralmente utilizada. Por conseguinte, a TCFC foi utilizada para avaliar as alterações verticais do nível ósseo peri-implantar no presente estudo. Tanto quanto é do nosso conhecimento, muito poucos estudos até à data avaliaram as alterações dos tecidos moles e duros peri-implantares entre implantes restaurados com pilares definitivos e implantes restaurados com múltiplas desconexões e reconexões do pilar

utilizando a TCFC.
Assim, este estudo teve como objetivo avaliar e comparar as alterações dos tecidos moles e duros peri-implantares entre implantes restaurados com pilares definitivos e nunca removidos versus implantes restaurados com múltiplas desconexões e reconexões do pilar. O presente estudo forneceu informações sobre vários aspectos do sucesso dos implantes utilizando o protocolo do pilar definitivo versus o protocolo convencional para implantes colocados em rebordos cicatrizados. Isto incluiu resultados e informações relativos a alterações do nível ósseo, alterações dos tecidos moles e satisfação do paciente.
A população do estudo era constituída por 8 homens e 5 mulheres, sistemicamente saudáveis, com idades compreendidas entre os 21 e os 70 anos. Foram tidos em consideração 20 locais de 13 pacientes. Dos 20 locais, 10 eram implantes com pilar definitivo e os outros 10 eram implantes convencionais (de duas peças) que foram seguidos de repetidas desconexões e reconexões do pilar durante a reabilitação protética. Todos os implantes foram colocados em rebordos cicatrizados utilizando uma abordagem tardia. Destes 20 implantes, 5 eram implantes adjacentes e 10 eram implantes não adjacentes.
Apesar de termos os mesmos critérios de inclusão, todos os locais onde foram colocados implantes pertenciam à região do molar inferior, o que pode dever-se ao facto de o molar inferior ser, de longe, o dente mais frequentemente extraído na cavidade oral.[61] Além disso, as dimensões do tamanho do implante utilizado para o tratamento eram coincidentemente as mesmas, ou seja, foram colocados implantes de 4,2 mm x 11,5 mm em ambos os grupos de tratamento. Estas são algumas das conclusões interessantes do presente estudo que poderiam ter ajudado indiretamente a normalizar a área e o exame dos parâmetros definidos.
Para além disso, uma vez que as bases de titânio utilizadas neste estudo eram produtos originais da empresa de implantes e não fabricados por terceiros (ou seja, copiados de centros de fresagem), não se verificou qualquer influência negativa em termos de adaptação implante-pilar. No cenário oposto, as bases de titânio personalizadas amplamente utilizadas, produzidas por empresas não calibradas, podem levar à formação de micro-movimentos, micro-gaps e micro-fugas, que podem comprometer a saúde peri-implantar.
De entre 20 locais edêntulos, nos locais de teste foram colocados implantes com pilar definitivo e nos locais de controlo foram colocados implantes convencionais de duas peças. Os parâmetros clínicos registados foram o sangramento à sondagem e a profundidade de sondagem, medidos 3 e 6 meses após a inserção do implante, enquanto a largura do rebordo alveolar e a distância da JCE à crista alveolar foram calculadas no início e 6 meses. A PI e a GI da boca completa foram registadas no início, 3 meses e 6 meses. Foram efectuadas medições de CBCT para cada grupo, ou seja, para o grupo de controlo e para o grupo de teste, no início e aos 6 meses, e os parâmetros avaliados foram o nível ósseo marginal peri-implantar, a largura do rebordo alveolar e a distância da JCE à crista alveolar.
Todos os 13 pacientes regressaram para exame clínico e radiográfico em intervalos definidos após a cirurgia. A cicatrização pós-operatória decorreu sem intercorrências em 19 locais tratados e os implantes foram osseointegrados com sucesso. Devido ao insucesso da osseointegração, foi detectada mobilidade clínica num implante, pelo que este foi removido. Foi efectuado um desbridamento total da ferida e esta foi tratada como um alvéolo de extração. Assim, foi deixada a cicatrizar durante cerca de 1 mês. Posteriormente, foi substituído por outro implante da mesma dimensão. Felizmente, depois de manter uma higiene oral rigorosa durante 1 mês após a colocação do implante, a ferida cicatrizou sem quaisquer sinais clínicos de infeção e a osteointegração foi conseguida. O tratamento protético

foi concluído 6 meses após a segunda colocação do implante falhado. Não foram observados quaisquer efeitos secundários clinicamente detectáveis ou subjetivamente relatados em qualquer paciente tratado. Este estudo alcançou uma taxa de sucesso protético e de implantes de 100% no exame de acompanhamento de 6 meses, tanto para o grupo de teste como para o grupo de controlo.

No início do estudo, não foram observadas diferenças significativas em nenhum dos parâmetros investigados entre os locais de teste e os locais de controlo, o que indica que o processo de aleatorização foi eficaz. Verificou-se uma melhoria significativa nos parâmetros clínicos, tais como PI e GI, após instruções detalhadas de higiene oral, procedimento de destartarização e alisamento radicular em todos os locais.

O controlo da placa bacteriana é essencial para a estabilidade a longo prazo dos resultados clínicos. A placa bacteriana é um fator importante na etiologia da destruição dos tecidos moles que, em última análise, conduz à perda de tecido duro. Assim, o sucesso da terapia depende da sua remoção após o tratamento. Cada paciente que participou no estudo apresentou uma condição gengival clínica saudável e um bom nível de higiene oral durante todo o período do estudo. **Oh TJ et al (2002)** afirmaram que a presença de placa bacteriana no implante pode levar à inflamação gengival e à perda óssea progressiva à volta dos implantes.[62] No presente estudo, registou-se uma diminuição do PI e do GI ao fim de 3 meses e 6 meses em comparação com a linha de base. A pontuação média da placa no final dos 6 meses foi de 0,91 ± 0,17 para o grupo de controlo e de 1,01 ± 0,04 para o grupo de teste, enquanto as pontuações médias do IG foram de 0,58 ± 0,12 e 0,75 ± 0,13 para o grupo de controlo e de teste, respetivamente. **Schou et al (1992)**, na sua revisão, afirmou que os implantes bem conservados têm geralmente uma pontuação média de placa inferior a 1,0. Também acrescentaram que a prevalência e a gravidade da inflamação em torno de implantes bem sucedidos são indicadas por um índice gengival médio inferior a 1,0.[63] Os participantes de ambos os grupos no nosso estudo foram submetidos a um protocolo de manutenção rigoroso, juntamente com instruções de manutenção da higiene oral e motivação. A influência da terapia de manutenção após a colocação do implante foi apoiada por vários estudos clínicos. **Molina A et al (2016)** sugeriram que a manutenção dos tecidos moles peri-implantares é fortemente influenciada pelo controlo da placa bacteriana do paciente e pela consequente inflamação da mucosa.[15] **Pathak AK et al (2016)** afirmaram no seu estudo que o calendário apertado e a elevada motivação dos pacientes tiveram uma influência substancial no controlo da placa bacteriana.[64] Da mesma forma, **Albrektsson T et al (1988)** concluíram que o sucesso a longo prazo do implante depende de visitas de tratamento periodontal de apoio adequadas.[65] A melhoria das pontuações do índice gengival e de placa sugeriu que houve um aumento do nível de consciencialização para a saúde oral e uma boa manutenção da higiene oral por parte dos doentes de ambos os grupos no nosso estudo.

A hemorragia à sondagem é um indicador simples e exato da saúde dos tecidos periimplantares. No grupo de controlo do nosso estudo, de 10 locais, a presença de BOP foi observada em 1 (10%), enquanto em 9 (90%) pacientes o BOP estava ausente aos 3 meses. Resultados semelhantes foram obtidos para o grupo de teste aos 3 meses. Aos 6 meses, todos os pacientes mostraram ausência de BOP em ambos os grupos. **Lang et al (1994)** demonstraram que as zonas peri-implantares saudáveis eram caracterizadas pela ausência de hemorragia (0%).[66] Posteriormente, **Luterbacher e colaboradores** referiram que a BOP, por si só, produz uma maior precisão de diagnóstico para avaliar clinicamente a saúde dos tecidos moles à volta dos locais dos implantes, em comparação com os locais dos dentes.[67] No

entanto, foi relatado um resultado controverso num estudo realizado por **Koutouzis et al (2013)**[10] que encontrou uma diferença estatisticamente significativa na BOP entre os grupos de teste e de controlo (22,2% vs 9,1%, respetivamente) no exame aos 6 meses.
O fluxo de trabalho protético tradicional, que prevê o aparafusamento e desaparafusamento contínuo dos pilares, causando assim microdanos no componente do tecido conjuntivo, é efectuado durante o período de cicatrização dos tecidos moles. Essencialmente, o pilar definitivo parecia proporcionar uma estabilização supra-crestal dos tecidos moles na fase inicial da cicatrização, que é fundamental para a maturação dos tecidos moles. A sondagem é um método adequado para avaliar potenciais alterações nos tecidos moles peri-implantares. O aumento da PPD foi considerado um indicador importante, sugerindo um risco elevado de desenvolvimento de infeção na mucosa do implante. De acordo com o estudo de **Adell et al (1981)**68 e **Buser et al (1990)**69, a profundidade de sondagem peri-implantar até 3 mm à volta dos implantes foi considerada "saudável". No presente estudo, a PIPD média no grupo de controlo (2,10 ± 0,43 mm) foi significativamente maior em comparação com o grupo de teste (1,60 ± 0,32 mm) no final de 6 meses. O intervalo de PIPD obtido no nosso estudo está de acordo com o estudo realizado por **Canullo L et al (2018)**[31] que investigou, ao longo de 5 anos, a resposta dos tecidos moles utilizando um pilar cónico juntamente com o protocolo "one-abutment one-time" na restauração de implantes inseridos na área estética anterior e relatou o PPD médio de 2,04 mm. Além disso, os valores mais elevados de PIPD obtidos para o grupo de controlo podem ser atribuídos ao facto de o grupo de controlo ter sido submetido a repetidas desconexões e reconexões do pilar, o que levou ao rompimento do selamento da mucosa à volta das tampas de cicatrização e/ou dos pilares e, consequentemente, pode ter ocorrido migração apical da largura biológica, o que resultou num aumento da PIPD à volta dos implantes do grupo de controlo em comparação com o grupo de teste. Além disso, a comparação da PIPD média entre 3 meses e 6 meses foi estatisticamente significativa no grupo de controlo, enquanto o aumento da PIPD no grupo de teste não atingiu o nível de significância estatística. Os nossos resultados estão de acordo com o estudo efectuado por **Molina A et al (2016)**[15] , que encontrou um aumento significativo no PPD para ambos os grupos de tratamento ao longo do estudo, mas de pequena magnitude clínica. Além disso, os resultados são algo semelhantes a um estudo realizado por **Koutouzis T et al (2013)**[10] , que referiu que os implantes no grupo de teste tinham uma proporção significativamente menor de locais com PD < 3 mm em comparação com o grupo de controlo nos exames de 2 semanas e 6 meses. Nenhum dos locais dos implantes apresentou um PIPD de 6 mm ou superior em qualquer altura. Os menos de 3 mm de sondagem encontrados no nosso estudo indicaram que não houve destruição progressiva do tecido conjuntivo peri-implantar à volta dos implantes.
Verificou-se a ausência de sinais clínicos e radiográficos de inflamação e infeção à volta dos implantes, bem como a alteração média do nível ósseo do grupo de controlo (1,22 ± 0,2 mm) e do grupo de teste (0,74 ± 0,41 mm) deste estudo, o que confirma o sucesso de ambos os grupos, uma vez que, de acordo com alguns estudos longitudinais, a reabsorção média do rebordo alveolar adjacente aos implantes é de aproximadamente 1,2 mm a 2,0 mm no final do primeiro ano.[70] Esta quantidade de perda óssea peri-implantar pode dever-se ao trauma cirúrgico, à osteotomia óssea e ao processo de cicatrização. Também pode ser considerada uma reação óssea imediata após a inserção da prótese, atribuída à cicatrização e reorganização após o trauma no osso e no periósteo, combinada com a remodelação devido à carga do implante. A perda de osso da crista também pode ser explicada pelo facto de as forças aplicadas nos implantes estarem concentradas no osso da crista e não ao longo de toda a

interface implante/osso. Além disso, verificou-se que o osso da crista se remodela até à primeira rosca do implante, ou 1,5 a 2,0 mm apicalmente à junção implante-pilar, para criar espaço para o selamento biológico do tecido mole.[71]

As alterações do nível ósseo marginal em torno dos implantes foram medidas desde o ombro do implante até à crista do osso, ou seja, o primeiro contacto entre o osso e o implante. Como todos os implantes foram colocados na crista, a medição da linha de base foi considerada zero. Aos 6 meses, as medições foram efectuadas em exames de CBCT nos locais vestibular, mesial, distal e lingual e foi considerado o valor mais elevado. No grupo de controlo, a perda óssea média à volta do implante foi de 1,22 ± 0,23 mm e de 0,74 ± 0,41 mm no grupo de teste ao fim de 6 meses. Os resultados estão de acordo com o estudo realizado por **Molina A et al (2016)**[15] , que relatou uma perda óssea média de 1,21 ± 0,82 mm no grupo de controlo e 0,59 ± 0,32 mm no grupo de teste. A possível razão para uma menor perda óssea vertical no grupo de teste pode ser atribuída ao facto de os tecidos conjuntivos formados à volta do pilar definitivo imediato terem aumentado a vascularização local e a continuidade desta arquitetura vascular e do ambiente biológico devido ao pilar não destacado.[30]

Contrariamente aos resultados do nosso estudo, alguns estudos realizados por **Kuotouzis T et al (2013)**,[10] **Grandi T et al (2014)**,[26] **Esposito M et al (2017)**[29] relataram uma menor quantidade de perda óssea nos grupos de teste e de controlo. A possível explicação para este facto pode ser o número de vezes que o pilar foi removido antes da colocação final da prótese. No presente estudo, os pilares de cicatrização foram removidos, pelo menos, quatro vezes, ou seja, aquando da realização da impressão, da estrutura metálica e das provas em bisque e aquando da entrega da restauração final, quando foram substituídos por novos pilares. O efeito da desconexão/reconexão do pilar nas alterações do nível ósseo marginal foi avaliado em muitos estudos experimentais efectuados, mostrando que o número de desconexões/reconexões do pilar pode ter um impacto na quantidade de perda óssea marginal. Por exemplo, num estudo em animais realizado por **Abhrahamsson I et al (1997)**[11] , demonstrou-se que a desconexão e reconexão do pilar, efectuada cinco vezes, comprometia a barreira mucosa e resultava numa zona de tecido conjuntivo posicionada mais apicalmente e num aumento da reabsorção óssea marginal. Um estudo em animais realizado por **Abhrahamsson I et al (2003)** demonstrou que uma desconexão e reconexão do pilar efectuada duas vezes resultou no estabelecimento de uma ligação trans-mucosa com dimensões e qualidade que não diferiram dos implantes que foram submetidos a uma única desconexão/reconexão.[72] Assim, uma menor quantidade de reabsorção óssea é observada nos estudos em que o pilar é removido um menor número de vezes. Mais recentemente, **Koutouzis T et al (2013)**, no seu estudo, realizaram duas vezes o processo de desconexão e reconexão do pilar antes da entrega da prótese definitiva e verificaram que a perda óssea marginal média ao exame aos 6 meses era de 0,28 mm para os implantes do grupo de controlo e de 0,13 mm para os implantes do grupo de teste.[10] Outro estudo realizado por **Luongo G et al (2015)** relatou 0,09 mm e 0,08 mm de perda óssea peri-implantar para o grupo de controlo e de teste, respetivamente, ao fim de 4 meses, quando o pilar foi desaparafusado 2 vezes.[27] Do mesmo modo, num estudo realizado por **Grandi T et al (2014)**, foi observada uma perda óssea média de cerca de 0,58 mm no grupo do pilar provisório e de 0,11 mm no grupo de teste no final do acompanhamento de 12 meses, quando o pilar foi removido 3 vezes.[26] Enquanto **Esposito M et al (2017)** desconectou o pilar 3 vezes e relatou que a perda óssea marginal peri-implantar média em 1 ano após a carga foi de 0,06 mm para o grupo do pilar definitivo e 0,23 mm para o grupo de mudanças repetidas do pilar.[29] Assim, nos casos em que a desconexão/reconexão do pilar não pode ser evitada, a adoção de protocolos de tratamento que minimizem o número de desconexões/reconexões do pilar pode ser benéfica em termos de preservação do nível ósseo marginal.

Outro possível fator que influencia o resultado do estudo pode ser a duração do mesmo. O presente estudo relata os dados pós-carregamento de 6 meses, medindo a perda óssea média em torno do implante restaurado com o protocolo convencional versus implantes colocados com pilares definitivos. **Luongo G et al (2015)** realizaram um estudo apenas durante quatro meses, pelo que a perda óssea registada foi de 0,09 mm e 0,08 mm para os grupos de controlo e de teste, respetivamente,[27] enquanto **Koutouzis T et al (2013)** encontraram uma perda óssea marginal média de 0,28 mm para o grupo de controlo e 0,13 mm para o grupo de teste, 6 meses após a colocação do implante.[10] Um período de acompanhamento pós-carregamento de 6 meses é breve, mas tem em conta o facto de a maior parte da perda óssea marginal ocorrer antes e imediatamente após a ligação do pilar.

Uma explicação mais provável para a maior quantidade de reabsorção óssea marginal observada em nosso estudo pode ser atribuída à diferença na técnica empregada para a medição da perda óssea. **Steiger-Ronay V et al (2018)**[39] concluíram que as medições em CBCT sempre levaram a uma superestimação da largura do defeito, atingindo relevância clínica. Estudos feitos por **Esposito M et al (2017)**[29] , **Grandi T et al (2012)**[4] e **Grandi T et al (2014)**[26] , relataram valores menores da perda óssea crestal após o período de acompanhamento, essa diferença pode ser devido ao uso de radiografia periapical digital para avaliação da perda óssea. Já a TCFC é o único método de diagnóstico que pode ser utilizado para avaliar tridimensionalmente a remodelação óssea. Permite a análise das superfícies vestibular e lingual e uma melhor visualização da profundidade, altura e morfologia do osso. Assim, a TCFC é geralmente utilizada para a avaliação das dimensões do osso vestibular peri-implantar e dos defeitos ósseos marginais. Por conseguinte, a TCFC foi utilizada para avaliar as alterações do nível ósseo peri-implantar no presente estudo. O único estudo semelhante que relatou a utilização da TCFC como método de medição foi realizado por **Degidi et al (2014)**[25] , que avaliaram se a não remoção de pilares colocados no momento da cirurgia melhoraria a cicatrização óssea em torno de implantes unitários imediatamente restaurados colocados em alvéolos pós-extração, mas não encontraram diferenças estatisticamente significativas entre os dois grupos relativamente à medição da cicatrização óssea vertical. No entanto, poucos estudos avaliaram a precisão da TCFC na visualização do osso peri-implantar e concluíram que a TCFC 3D fornece informações úteis sobre o osso em todas as dimensões à volta dos implantes, com uma precisão variável.[35, 36]

As conclusões do nosso estudo também indicam que, aos 6 meses, a alteração média do nível ósseo foi significativamente superior no grupo de controlo em comparação com o grupo de teste, com um valor de p de 0,00661. Os nossos resultados estão em desacordo com um estudo controlado, mas não aleatório, realizado por **Degidi et al (2011)**[13] , que relatou os resultados de um estudo clínico em que implantes cónicos foram colocados 1 mm subcrestalmente em locais mandibulares e aleatorizados para o "protocolo de um pilar de uma só vez" versus pilares removidos 4 vezes antes da inserção da prótese final. Aos 36 meses, não foram registadas diferenças significativas entre os grupos no que diz respeito às alterações verticais do nível ósseo, embora o protocolo experimental se tenha comportado significativamente melhor no que diz respeito à aposição óssea horizontal (teste: 0,225 mm; controlo: 0,104 mm). Neste estudo, no entanto, a influência do posicionamento subcrestal do implante pode ter diminuído a possível influência da conexão do pilar. Na presente investigação, os implantes foram colocados ao nível do osso, o que explica que, após a remodelação óssea, o contacto osso-implante tenha sido localizado apicalmente ao ombro do implante. Os nossos resultados também estão em desacordo com um pequeno ensaio clínico randomizado realizado por **Koutouzis et al (2013) que incluiu** apenas 16 pacientes, no qual também não foram observadas diferenças entre o grupo de teste e o grupo de controlo.[10]

No entanto, outros ensaios controlados e aleatórios relataram diferenças estatisticamente significativas de 0,2 mm[31] , 0,3 mm[4] , 0,5 mm[26] , 0,6 mm[15] a favor dos implantes para os quais os pilares não foram desligados, o que está de acordo com os resultados do presente ensaio. Os nossos resultados também estão de acordo com os relatados nos estudos pré-clínicos e clínicos anteriores. **Abrahamsson e colaboradores**[11] observaram uma perda óssea significativamente maior em implantes sujeitos a repetidas desconexões e reconexões de pilares, quando comparados com a colocação única (definitiva) de pilares (1,50 mm vs. 0,78 mm, respetivamente) aos 6 meses de seguimento.

Um dos destaques deste estudo inclui a homogeneidade do protocolo seguido, ou seja, todos os implantes foram colocados nos rebordos alveolares cicatrizados utilizando uma abordagem tardia em ambos os grupos. **Sanz e colegas**[73] referiram que o protocolo de implante imediato pode não ser um bom modelo para testar esta hipótese, uma vez que existem alterações significativas na reabsorção da crista, tanto vertical como horizontalmente, durante a cicatrização do alvéolo, que não são alteradas pela colocação imediata do implante. Além disso, o posicionamento buco-lingual do implante no alvéolo desempenha um papel significativo nestas alterações de reabsorção[74] e todos estes factores podem funcionar como factores de confusão quando se avalia o impacto real do protocolo do pilar definitivo. **Canullo e colaboradores**[31] randomizaram implantes colocados imediatamente para receberem um pilar definitivo único versus pilares provisórios que foram removidos pelo menos 2 vezes antes da instalação do pilar definitivo. Trinta e seis meses após a restauração final, verificou-se uma maior perda óssea estatisticamente significativa no grupo de controlo (grupo de controlo: 0,55 mm; grupo de teste: 0,34 mm) em comparação com o grupo de teste. Foram obtidos resultados semelhantes nos estudos realizados por **Degidi M et al (2014)**[25] e **Grandi T et al (2014)**[26] apesar da colocação imediata de implantes em alvéolos de extração recentes.

Vários factores podem influenciar o nível ósseo da crista em relação à JCE adjacente, o que inclui um implante de uma ou duas peças e a colocação do implante sub-crestal ou crestal. Além disso, foi demonstrado que os implantes de uma e duas peças distribuem os picos de tensão óssea de forma diferente. Um implante de um componente demonstrou ter o pico mais elevado de tensões ósseas ao nível da rosca mais coronal, enquanto o implante de dois componentes teve o pico mais elevado de tensões ósseas ao nível da quinta a nona roscas a partir da extremidade coronal do implante.[75] Assim, foi adicionado outro parâmetro, que inclui as medições clínicas e de CBCT da altura média (distância da JCE à crista alveolar) nos locais mesial e distal dos dentes adjacentes aos implantes.

No nosso estudo, os implantes foram colocados ao nível da crista alveolar, aproximadamente 2-3 mm apicalmente à JCE do dente adjacente e os resultados revelam uma perda óssea média de 0,45 mm e 0,30 mm no grupo de controlo e no grupo de teste, respetivamente, no aspeto distal dos dentes mesiais aos implantes. Foram obtidos valores semelhantes por CBCT para os grupos de controlo e de teste, ou seja, 0,44 e 0,24 mm. Foi encontrada uma perda óssea média de 0,50 mm e 0,38 mm no grupo de controlo e no grupo de teste, respetivamente, na face mesial dos dentes distal ao implante. Da mesma forma, os valores obtidos por CBCT para o mesmo foram 0,42 e 0,21 mm, respetivamente. Os resultados do nosso estudo são comparáveis aos resultados obtidos por **Mailoa J et al (2015)**, que revelaram uma relação para alterações ósseas na área proximal entre o implante e o dente vizinho. Os dados demonstraram que um implante posterior que foi colocado a mais de 3 mm (verticalmente) da CEJ do dente adjacente mostrou mais perda óssea peri-implantar mesial e distal (perda óssea média de 2,63 ± 1,32 mm).[76] Outro ensaio clínico realizado por **Cardaropoli et al (2003)**, avaliando 28 pacientes com 35 próteses parciais fixas, também mostrou que os implantes posicionados 6 mm apicalmente à CEJ do dente adjacente apresentaram perda óssea marginal média de 0,5 mm no lado do implante durante o período de acompanhamento de 3 anos.[77] As diferenças nos valores dos estudos acima referidos e do presente estudo podem ser atribuídas ao facto de estes estudos terem utilizado a radiografia periapical intra-oral como método de medição.[76, 77]

O sucesso a longo prazo dos implantes é um objetivo primordial. Para o conseguir, é essencial que a avaliação inicial das dimensões do processo alveolar reabsorvente seja absolutamente exacta. Idealmente, um implante deve ser coberto por pelo menos 1 mm de osso em todos os lados. O maior problema é estimar a largura do osso, uma vez que o contorno da mucosa pode mascarar a dimensão real do rebordo alveolar.[78] Para ultrapassar as limitações da radiografia convencional, foram criados alguns métodos clínicos para medir o osso alveolar transversal, como a técnica de mapeamento do rebordo. **Wilson** registou esta técnica em **1989**, e **Traxler (1992)** sugeriu que é um método fiável para avaliar a disponibilidade óssea para a cirurgia de implantes.[79] Por outro lado, a avaliação radiográfica pré-operatória tem assumido um papel cada vez mais importante no planeamento do tratamento de próteses suportadas por implantes. A TCFC tem demonstrado ser uma ferramenta muito útil no planeamento pré-cirúrgico de implantes, ultrapassando as limitações da tomografia axial computorizada, proporcionando imagens de melhor resolução, elevada qualidade de diagnóstico e, em muitos casos, uma excelente visualização com uma grande diminuição da dose de radiação. Assim, no nosso estudo, as medições do rebordo alveolar foram registadas por ambas as técnicas, ou seja, pela utilização de um medidor de mapeamento do rebordo e pela TCFC. As medições foram efectuadas em 2 pontos diferentes, ou seja, a 2 mm e a 4 mm da crista alveolar, e verificou-se que a diferença média de medição quando comparada entre as técnicas clínicas (por crista

A diferença entre o mapeamento de crista e a TCFC foi estatisticamente insignificante ($p > 0,05$) para ambos os grupos, na medição em ambos os pontos, ou seja, a uma distância de 2 mm e 4 mm da crista alveolar. Após a nossa análise, verificámos que os nossos resultados diferem dos resultados obtidos por **Luk et al (2011)**, que concluíram que as medições da crista óssea obtidas na TCFC e no mapeamento da crista eram significativamente diferentes (discrepância média de 0,3-0,5 mm).[80] Os nossos resultados também diferem, em certa medida, dos obtidos por **Chen et al (2008)**, que encontraram equivalências estatisticamente significativas entre o mapeamento de cristas e as medições do padrão-ouro, mas não entre a TCFC e o padrão-ouro.[81] Os resultados do estudo de **Castro-Ruiz CT et al (2015)** estão de acordo com a nossa investigação. Ambos os métodos (mapeamento do rebordo e TCFC) não mostraram diferenças estatisticamente significativas entre si, com uma discrepância média de 0,19 mm entre cada método.[82] Por outro lado, num estudo realizado por **Ahmed AA et al (2018)**, que efectuou medições para cada local de implante localizado a 3 e 6 mm da crista do tecido mole alveolar, não encontrou diferenças estatisticamente significativas entre a técnica de mapeamento do rebordo e a medição intra-operatória na determinação da largura do rebordo alveolar.[83] **Chugh A et al (2013)** estudaram a largura do rebordo alveolar através de três técnicas, ou seja, procedimento de tomografia computorizada, mapeamento do rebordo e exposição cirúrgica direta em dois pontos (3 mm da crista do rebordo e 6 mm da crista do rebordo) e sugeriram que não existe uma diferença significativa nas medições obtidas através da técnica de exposição cirúrgica direta, da técnica de mapeamento do rebordo e da técnica de tomografia computorizada.[84]

Outra descoberta significativa do nosso estudo inclui valores mais baixos obtidos por medições clínicas quando comparados com a CBCT em todos os pontos para ambos os grupos. Os resultados do nosso estudo são semelhantes aos de **Ahmed AA et al (2018)**[83] , **Castro-Ruiz CT et al** 828485 **(2015)** , **ChughAet al(2013)** , e **Perezet al(2005)** . **Castro-RuizCT etal (2015)** também obteve a análise de especificidade e sensibilidade, e mostrou que a técnica de mapeamento de crista teve sensibilidade para detetar cristas adequadas para implantes com um valor de 59%, não tão alto quanto o encontrado na TCFC (92%).[82] Este valor de sensibilidade do mapeamento do rebordo, traduzido numa subestimação dos valores da largura do rebordo alveolar, coincide com **Perez et al (2005)**, que encontraram uma média de 3,6 ± 1 mm de valores inferiores do mapeamento do rebordo quando comparado com a medição padrão-ouro, ou seja, a medição efectuada após a reflexão do retalho.[85] Uma explicação para esse fato poderia ser encontrada na aplicação de pressão excessiva durante a passagem das pontas do paquímetro pelo tecido mole e pelo osso, o que poderia levar à perfuração da cortical óssea, tendo, como consequência, alguns milímetros a menos na leitura da largura do rebordo.

No campo da implantologia dentária, há cada vez mais atenção às medidas de resultados relatados pelos pacientes. O presente estudo também se centrou na satisfação dos doentes após a colocação de implantes em geral. Em geral, os pacientes estavam satisfeitos com o resultado do tratamento, o que também foi confirmado pela avaliação profissional do resultado do tratamento. Havia 6 participantes no grupo de controlo e 7 no grupo de teste. Embora exista uma infinidade de literatura que relata os resultados relatados pelos pacientes, cada um deles concluindo a elevada satisfação do paciente com o resultado do tratamento com implantes,[41-43] Apenas dois ensaios semelhantes ao desenho do nosso estudo e os grupos de comparação avaliaram os resultados relatados pelos pacientes. Mas a principal limitação foi o facto de o seu estudo ter registado os resultados com base em apenas 3 perguntas simples relativas à função, ao resultado estético e à vontade de se submeter à mesma terapia. De acordo com os relatórios de **Luongo G et al (2015)**[27] e **Esposito M et al (2017)**[29] , todos os pacientes se declararam muito satisfeitos ou satisfeitos com a entrega das próteses definitivas e todos os pacientes se submeteriam ao mesmo procedimento novamente. Os autores também acrescentaram que 98% dos pacientes no grupo do pilar definitivo e 93% dos pacientes no grupo da desconexão do pilar estavam muito satisfeitos com o resultado funcional. Os participantes muito satisfeitos com o resultado estético do tratamento foram 90% no grupo do pilar definitivo e 95% no grupo da desconexão do pilar. As suas conclusões estão de acordo com os resultados do nosso estudo que continha 10 perguntas relativas à mastigação, estética, fala, conforto, satisfação geral e vontade de se submeter à mesma terapia. 100% dos pacientes estavam satisfeitos com a função, a estética, o conforto e a vontade de se submeterem à mesma terapia. Poucos pacientes não estavam satisfeitos com a duração e o custo do tratamento, enquanto alguns tinham dificuldade em manter a limpeza à volta da prótese suportada por implantes. No que diz respeito ao custo dos implantes dentários, **Maheswari E**

et al (2018) relataram que cerca de 5,7% dos pacientes não consideraram o tratamento com implantes dentários rentável.[86] Uma possível razão para a resposta negativa em termos de rentabilidade pode ser atribuída ao baixo estatuto socioeconómico dos pacientes que visitam o nosso OPD (Out Patient Department), uma vez que o nosso instituto está situado numa localização semi-rural. Este facto foi confirmado por **Chun JS et al (2016)**, que realizaram uma análise da relação custo-eficácia do implante e da prótese dentária fixa convencional numa perspetiva de tratamento único e concluíram que o implante é rentável quando a disponibilidade do paciente para pagar é superior a 10 000 won coreanos.[87] A explicação para a dificuldade na manutenção da higiene pode ser explicada pelo facto de todos os implantes do nosso estudo terem sido colocados na região molar mandibular, que é comparativamente difícil de limpar. A causa da insatisfação dos pacientes relativamente ao tempo de tratamento pode ser o longo período de acompanhamento, uma vez que todos os pacientes foram mantidos em acompanhamento 6 meses após a entrega da prótese definitiva, e os pacientes preencheram um questionário no final.

O principal objetivo da terapia com implantes é apresentar uma modalidade de tratamento minimamente invasiva, segura e previsível para os pacientes manterem o estado saudável dos tecidos moles e duros. Após vários meses da colocação do implante, este é exposto e os pilares de cicatrização ou provisórios são ligados a eles durante o período necessário para completar os procedimentos de restauração. Dependendo do procedimento protético adotado, pode haver várias desconexões/reconexões de componentes utilizando pilares provisórios. Este processo de desconexão/reconexão pode envolver muitos componentes transmucosos, tais como os pilares provisórios, coifas de impressão e pilares definitivos. A literatura sugere que esta rutura mecânica da barreira mucosa pode ser considerada como uma ferida do tecido conjuntivo, provocando a proliferação epitelial para cobrir a ferida. Isto induz a reabsorção óssea, para permitir a formação de uma barreira de tecido conjuntivo de dimensão adequada. Para ultrapassar a possível reação prejudicial dos tecidos peri-implantares à desconexão do pilar, foi recentemente sugerida a conexão do pilar definitivo no momento da cirurgia, com o objetivo de eliminar todas as desconexões de componentes protéticos e/ou pilares que ocorrem com o tratamento.

Este estudo desempenha um papel crucial na demonstração da eficácia da redução da perda óssea da crista com a utilização de implantes com pilar definitivo, atingindo assim o objetivo de eliminar múltiplas desconexões de componentes protéticos e/ou pilares, tal como seguido no protocolo protético convencional, proporcionando assim uma modalidade de tratamento minimamente invasiva, segura e previsível.

7 Limitações

Foram observadas as seguintes limitações no presente estudo:

1. O presente estudo centrou-se apenas nos efeitos da desconexão do pilar no tecido duro em casos de edentulismo mandibular posterior. Poderiam ser interessantes mais estudos, incluindo uma avaliação estética, para avaliar se a desconexão repetida do pilar tem um impacto negativo no resultado estético.
2. A dimensão da amostra no presente estudo foi limitada a 20 sítios. Os resultados primários do estudo devem ser corroborados por investigações semelhantes num maior número de amostras.
3. É necessária uma análise a longo prazo para determinar a estabilidade dos resultados e para melhorar a avaliação radiográfica dos resultados.
4. A natureza da ligação entre o tecido recém-regenerado e a superfície do implante não pôde ser avaliada, uma vez que as considerações éticas, bem como a não aceitação associada por parte do doente, restringiram a cirurgia de reentrada para avaliar a osteointegração e a remoção do implante tratado para exame histológico.
5. No presente estudo, o operador foi o avaliador e não foram efectuados exames cegos. Por conseguinte, não pode ser excluída a possibilidade de um certo grau de enviesamento do operador.

8 Conclusão

O presente estudo clínico e de TCFC, aleatório e controlado, foi realizado para avaliar e comparar as alterações dos tecidos moles e duros peri-implantares entre implantes restaurados com pilares definitivos e implantes restaurados com múltiplas desconexões e reconexões do pilar. Foram selecionados para o estudo 20 locais edêntulos de 13 participantes sistemicamente saudáveis. Os parâmetros clínicos incluídos foram o índice de placa, o índice gengival, a hemorragia à sondagem e a profundidade da bolsa peri-implantar, medidos no início, aos 3 meses e aos 6 meses, enquanto os parâmetros radiográficos, como a perda óssea marginal peri-implantar (ombro do implante até ao primeiro BIC), foram medidos por CBCT no início e aos 6 meses. Foram medidos dois parâmetros, tanto clinicamente como por CBCT, que incluíram a distância da JCE à crista alveolar nos locais mesial e distal dos dentes adjacentes e a largura do rebordo alveolar a 2 mm e 4 mm da crista alveolar, tendo sido registados no início e aos 6 meses. No momento da cirurgia, os locais foram aleatoriamente atribuídos ao grupo de controlo (implante restaurado com repetidas desconexões e reconexões do pilar) ou ao grupo de teste (implantes colocados com pilar definitivo). Durante o curso do estudo, a cicatrização decorreu sem intercorrências tanto no grupo de teste como no grupo de controlo, sem quaisquer complicações. Não foi detectada qualquer evidência clínica de resposta imunitária indesejável e não foi observada qualquer evidência de reação tecidular em todos os casos. As reduções do índice de placa e do índice gengival indicaram uma manutenção satisfatória da higiene oral por parte dos doentes ao longo do período de estudo. A hemorragia à sondagem foi reduzida e estava ausente ao fim de 6 meses em ambos os grupos. A profundidade da bolsa peri-implantar aumentou em ambos os grupos e foi significativamente maior no grupo de controlo aos 6 meses. Aos 6 meses, a perda óssea peri-implantar média foi estatisticamente mais elevada no grupo de controlo em comparação com o grupo de teste. Além disso, quando se considerou a distância da JCE à crista alveolar nos locais mesial e distal dos dentes adjacentes e a largura do rebordo alveolar a 2 mm e 4 mm, os valores clínicos e de CBCT correlacionaram-se sem quaisquer diferenças significativas.

Da análise dos resultados, foram retiradas as seguintes conclusões:

1. O calendário de recoleção rigoroso e a elevada motivação dos pacientes conduzem à ausência de hemorragia à sondagem em todos os locais. Os implantes restaurados com múltiplas desconexões e reconexões do pilar conduzem a uma maior quantidade de profundidade da bolsa peri-implantar.
2. Os implantes com pilar definitivo colocados no momento da cirurgia resultaram numa menor perda óssea em comparação com o protocolo protético convencional.
3. Todos os pacientes ficaram satisfeitos com o tratamento com implantes em geral.

Assim, pode concluir-se que a utilização de implantes com pilar definitivo pode ser mais benéfica na obtenção de melhores resultados em termos de perda óssea marginal peri-implantar. Os resultados clínicos deste estudo são os mais recentes dados de estudos em humanos que incorporam a utilização da TCFC para detetar alterações do nível ósseo da crista em torno de implantes com pilares definitivos e implantes convencionais de duas peças que requerem desconexões e reconexões de pilares para a sua reabilitação protética. Os dados obtidos neste estudo reafirmam a utilidade e a precisão da TCFC para o planeamento pré-cirúrgico dos implantes e para as medições pós-cirúrgicas da perda óssea em redor dos implantes e, do mesmo modo, dão validade à utilização da técnica de mapeamento da crista como uma ferramenta útil para as medições da largura buco-lingual. Até à data, a técnica de reentrada parece ser o padrão de ouro e, embora nenhum método único possa produzir informações semelhantes de forma consistente. As imagens obtidas por TCFC, combinadas com medições clínicas, aumentarão definitivamente a nossa capacidade de determinar o resultado do tratamento sem a utilização do procedimento de reentrada. É de salientar que as diferenças nos padrões de cicatrização, nos agentes patogénicos microbianos, nos desenhos dos estudos, na população de doentes, nas técnicas de medição e nas variações dos defeitos humanos dificultam a comparação dos resultados clínicos. Além disso, em vários estudos foram utilizados métodos diferentes, como avaliações clínicas, histológicas e radiográficas, para avaliar os resultados dos tratamentos. Estas podem ser algumas das razões para as variações observadas entre os ensaios clínicos.

9 Referências

1. **Shetty S.** Os implantes são a ÚNICA solução para a substituição de dentes em falta? **J Indian Prosthodont Soc** 2015;15(3):191.

2. **Shivaprasad B. M, Navnita Singh, Shilpa Shivanand, Sachin B. Mangalekar.** Implante de carga imediata: Necessidade do momento: Um relato de caso. **J Evolution Med Dent Sci** 2015;4(31):5403-5407.

3. **Konuru S, Asimuddin S, Reddy V, Reddy H, Reddy S, Reddy SP.** Um estudo da colocação imediata de implantes em alvéolos de extração frescos. **J Evolution Med Dent Sci** 2019;8(08):489-493.

4. **Grandi T, Guazzi P, Samarani R, Garuti G.** Posicionamento imediato de pilares definitivos versus substituições repetidas de pilares em implantes de carga imediata: efeitos na cicatrização óssea no seguimento de 1 ano de um ensaio clínico aleatório multicêntrico. **Eur J Oral Implantol** 2012;5(1):9-16.

5. **Bozkaya D, Muftu S, Muftu A.** Avaliação da caraterística de transferência de carga de cinco implantes diferentes em osso compacto em diferentes níveis de carga através da análise de elementos finitos. **J Prosthet Dent** 2004;92:523-530.

6. **Hermann JS, Schoolfield JD, Schenk RK, Buser D, Cochran DL.** Influência do tamanho do microgap nas alterações da crista óssea à volta dos implantes de titânio. Uma avaliação histométrica de implantes não submersos sem carga na mandíbula canina. **J Periodontol** 2001;72:1372-1383.

7. **Wiskott HWA, Belser UC.** Falta de integração de superfícies lisas de titânio: uma hipótese de trabalho baseada em tensões geradas no osso circundante. **Clin Oral Implants Res** 1999;10:429-444.

8. **Albreksson T, Zarb G, Worthington P, Eriksson RA.** A eficácia a longo prazo dos implantes dentários atualmente utilizados. Uma revisão e critérios propostos para o sucesso. **Int J Oral Maxillofac Implants** 1986;1:11-25.

9. **Berglundh T, Lindhe J, Ericsson I, Marinello CP, Liljenberg B, Thomsen P.** A barreira de tecido mole em implantes e dentes. **Clin Oral Implants Res** 1991;2:81-90.

10. **Koutouzis T, Koutouzis G, Gadalla H, Neiva R.** O efeito da reconexão e desconexão do pilar de cicatrização nos tecidos moles e duros peri-implantares: um ensaio clínico controlado e aleatório a curto prazo. **Int J Oral Maxillofac Implants** 2013;28(3):807-14.

11. **Abrahamsson I, Berglundh T, Lindhe J.** A barreira mucosa após a desconexão/reconexão do pilar: Um estudo experimental no cão. **J Clin Periodontol** 1997;24:568-572.

12. **Wang Q-q, Dai R, Cao CY, Fang H, Han M, Li Q-L.** Conexão única versus conexão repetida do pilar para implante de plataforma comutada: Uma revisão sistemática e meta-análise. **PLoS ONE** 2017;12(10):e0186385.

13. **Degidi M, Nardi D, Piattelli A.** Um pilar de cada vez: Não remoção de um pilar imediato e o seu efeito na cicatrização óssea à volta de implantes cónicos subcrestais. **Clin Oral Implants Res** 2011;22:1303-1307.

14. **Koutouzis T, Gholami F, Reynolds J, Lundgren T, Kotsakis GA.** A desconexão/reconexão do pilar afecta os níveis ósseos marginais peri-implantares: Uma Meta-Análise. **Int J Oral Maxillofac Implants** 2017;32(3):575-581.

15. **Molina A, Sanz-Sanchez I, Martin C, Blanco J, Sanz M.** O efeito da colocação de um pilar único nos níveis ósseos interproximais e nos tecidos moles peri-implantares: um ensaio

clínico prospetivo e aleatório. **Clin Oral Implants Res** 2016;00:1-10.
16. **Deeb G, Antonos L, Tack S, Carrico C, Laskin D, Deeb JG.** A tomografia computorizada de feixe cónico é sempre necessária para a colocação de implantes dentários? **J Oral Maxillofac Surg** 2017;75(2):285-289.
17. **De Bruyn, H., Raes, S., Matthys, C. & Cosyn, J.** Relatório de consenso - a utilização atual de resultados centrados no paciente/relatados em implantologia dentária: uma revisão sistemática. **Clin Oral Implants Res** 2015;26(11): 45-56.
18. **Yao J, Tang H, Gao XL, McGrath C, Mattheos N.** Expectativas dos pacientes em relação ao implante dentário: uma revisão sistemática da literatura. **Health Qual Life Outcomes** 2014;12:153.
19. **Jayasinghe RM, Perera J, Jayasinghe V, Thilakumara IP, Rasnayaka S, Shiraz MHM, et al.** Consciência, atitudes, necessidade e procura de substituição de dentes perdidos entre um grupo de pacientes parcialmente dentados que frequentam um Hospital Dentário Universitário. **BMC Res Notes** 2017;10(1):334.
20. **Dong H, Zhou N, Liu H, Huang H, Yang G, Chen L, et al.** Análise da satisfação de pacientes com tratamentos de implante único com base num inquérito por questionário. **O paciente prefere a adesão** 2019;13:695-704.
21. **Rodriguez X, Vela X, Mendez V, Segala M, Calvo-Guirado JL, Tarnow DP.** O efeito das des/reconexões do pilar na reabsorção óssea peri-implantar: Um estudo radiológico de implantes com plataforma comutada e sem plataforma comutada colocados em animais. **Clin Oral Implant Res** 2011;00:1-7.
22. **Iglhaut G, Becker K, Golubovic V, Schliephake H, Mihatovic I.** O impacto da desconexão/reconexão de pilares de implantes microgrooved e maquinados a laser na cicatrização de tecidos moles e duros. **Clin Oral Implants Res** 2013;24(4):391-7.
23. **Alves CC, Munoz F, Ramos I, Neves M, Blanco J.** Comportamento do osso marginal e dos tecidos moles após a conexão/desconexão do pilar de platform switching - um estudo em modelo de cão. **Clin. Oral Implant Res** 2014;00:1-9.
24. **Messias A, Rocha S, Calha N, Neto MA, Nicolau P, Guerra F.** Efeito da desconexão intencional do pilar nos micro-movimentos do conjunto implante-pilar: uma análise de correlação de imagens digitais 3D. **Clin Oral Implants Res** 2017;28(1):9-16.
25. **Degidi M, Nardi D, Daprile G, Piattelli A.** Não remoção de pilares imediatos em casos que envolvem implantes unitários cónicos pós-textractivos colocados subcrestalmente: um estudo clínico controlado e aleatório. **Clin Implant Dent Relat Res** 2014;16(6):794-805.
26. **Grandi T, Guazzi P, Samarani R, Maghaireh H, Grandi G.** Um pilar - uma vez versus um pilar provisório em implantes unitários pós-extractivos com carga imediata: um seguimento de 1 ano de um ensaio controlado aleatório multicêntrico. **Eur J Oral Implantol** 2014;7(2):141-9.
27. **Luongo G, Bressan E, Grusovin MG, d'Avenia F, Neumann K, Sbricoli L, et al.** As mudanças repetidas de pilares têm alguma influência na estabilidade dos tecidos peri-implantares? Resultados preliminares pós-carregamento de quatro meses de um ensaio clínico aleatório multicêntrico. **Eur J Oral Implantol** 2015;8(2):129- 40.
28. **Angelis FD, Carlo SD, Pompa G, Pignatiello G.** Técnica "Um pilar - Uma vez": Perda óssea da crista na provisionalização imediata. **J Dent Oral Health** 2016;1: 1-4.
29. **Esposito M, Bressan E, Grusovin MG, D'Avenia F, Neumann K, Sbricoli L, et al.** As mudanças repetidas de pilares têm alguma influência na estabilidade dos tecidos peri-implantares? Resultados pós-carregamento de um ano de um ensaio clínico aleatório

multicêntrico. **Eur J Oral Implantol** 2017;10(1):57-72.
30. **Erhan ^omlekoglu M, Nizam N, ^omlekoglu MD.** Os pilares definitivos imediatos individualizados reduzem a perda óssea peri-implantar: um estudo aleatório controlado de boca dividida em 16 pacientes. **Clin Oral Investig** 2018;22(1):475- 486.
31. **Canullo L, Pesce P, Tronchi M, Fiorellini J, Amari Y, Penarrocha D.** Estabilidade marginal dos tecidos moles em torno de pilares cónicos inseridos com o protocolo one abutment-one time após 5 anos de carga protética. **Clin Implant Dent Relat Res** 2018;1-7.
32. **Fienitz T, Schwarz F, Ritter L, Dreiseidler T, Becker J, Rothamel D.** Precisão da tomografia computorizada de feixe cónico na avaliação da regeneração de defeitos ósseos peri-implantares: um estudo histologicamente controlado em cães. **Clin Oral Implants Res** 2012;23(7):882-7.
33. **Dave M, Davies J, Wilson R, Palmer R.** Uma comparação entre a tomografia computorizada de feixe cónico e a radiografia periapical convencional na deteção de defeitos ósseos peri-implantares. **Clin Oral Implants Res** 2013;24(6):671-8.
34. **Benavides E, Rios HF, Ganz SD, An CH, Resnik R, Reardon GT, et al.** Utilização da tomografia computorizada de feixe cónico em implantologia: o relatório de consenso do Congresso Internacional de Implantologistas Orais. **Implant Dent** 2012;21(2):78-86.
35. **Ritter L, Elger MC, Rothamel D, Fienitz T, Zinser M, Schwarz F, et al.** Precisão da avaliação do osso peri-implantar utilizando TC de feixe cónico, radiografias intra-orais digitais e histologia. **Dentomaxillofac Radiol** 2014;43(6):20130088.
36. **Kamburoglu K, Murat S, Kilic C, Yuksel S, Avsever H, Farman A, et al.** Precisão das imagens de CBCT na avaliação de defeitos periimplantares alveolares marginais vestibulares: efeito do campo de visão. **Dentomaxillofac Radiol** 2014;43(4):20130332.
37. **Shelley AM, Ferrero A, Brunton P, Goodwin M, Horner K.** O impacto das imagens de CBCT aquando da colocação de implantes dentários na mandíbula edêntula anterior: um estudo antes-depois. **Dentomaxillofac Radiol** 2015;44(4):20140316.
38. **Chopra A, Mhapuskar AA, Marathe S, Nisa SU, Thopte S, Saddiwal R.** Avaliação da osteointegração em implantes utilizando o ortopantomograma digital e a tomografia computorizada de feixe cónico. **J Contemp Dent Pract** 2016;17(11):953-957.
39. **Steiger-Ronay V, Krcmaric Z, Schmidlin PR, Sahrmann P, Wiedemeier DB, Benic GI.** Avaliação de defeitos peri-implantares em implantes de titânio e dióxido de zircónio através de radiografias periapicais e tomografia computorizada de feixe cónico: Um exame in-vitro. **Clin Oral Implant Res** 2018;29(12):1195-1201.
40. **Yen CY, Kuo PJ, Lin CY, Nie-Shiuh Chang N, Hsiao HY, Chin YT, et al.** Precisão da tomografia computorizada de feixe cónico na medição das espessuras de material que imita o tecido duro adjacente a diferentes superfícies de rosca de implante. **J Dent Sci** 2019;14(2):119-125.
41. **Hartlev J, Kohberg P, Ahlmann S, Andersen NT, Schou S, Isidor F.** Satisfação do paciente e resultado estético após colocação imediata e provisionalização de implantes de um único dente envolvendo um pilar individual definitivo. **Clin Oral Implant Res** 2013;00:1-6.
42. **Hentschel A, Herrmann J, Glauche I, Vollmer A, Schlegel KA, Lutz R.** Sobrevivência e satisfação do paciente de implantes curtos durante os primeiros dois anos de função: um estudo de coorte retrospetivo com 694 implantes em 416 pacientes. **Clin Oral Implant Res** 2016;27:591-596.
43. **Gurgel BC, Pascoal AL, Souza BL, Dantas PM, Montenegro SC, Oliveira AG, et al.** Satisfação dos pacientes em relação às próteses implanto-suportadas: um estudo

observacional. **Braz Oral Res** 2015;29. doi: 10.1590/1807-3107BOR- 2015.
44. **Hollander J, Lorenz J, Stubinger S, Holscher W, Heidemann D, Ghanaati S, et al.** *Implantes Dentários de Zircónia: Investigação de parâmetros clínicos, satisfação do paciente e contaminação microbiana.* **Int J Oral Maxillofac Implants** *2016;31(4):855-64.*
45. **Adler L, Liedholm E, Silvegren M, Modin C, Buhlin K, Jansson L.** *Satisfação do paciente 8-14 anos após a terapia com implantes dentários - um estudo de questionário.* **Ata Odontol Scand** *2016;74(5):423-9.*
46. **Raes S, Raes F, Cooper L, Giner Tarrida L, Vervaeke S, Cosyn J, et al.** *Alterações na qualidade de vida relacionada com a saúde oral após a colocação de implantes unitários de carga imediata em rebordos alveolares cicatrizados ou alvéolos de extração: um* estudo de acompanhamento prospetivo *de 5 anos.* **Clin Oral Implant Res** 2016;00:1-6
47. **Top^u AO, Yamalik N, Guncu GN, Tozum TF, El H, Uysal S, et al.** Factores relacionados com o local do implante e baseados no paciente com potencial para influenciar a satisfação dos pacientes, medidas de qualidade de vida e percepções relativamente ao tratamento com implantes dentários. **Implant Dent** 2017;26(4):581-591.
48. **Kim HS, Cho HA, Kim YY, Shin H.** Sobrevivência do implante e satisfação do paciente em pacientes completamente desdentados com colocação imediata de implantes: um estudo retrospetivo. **BMC Oral Health** 2018;18:219.
49. **Silness J, Loe H**. Doença periodontal na gravidez. II. Correlação entre a higiene oral e a condição periodontal. **Ata Odontol Scand** 1964;22:121-135.
50. **Loe H, Silness J.** Doença periodontal na gravidez. I. Prevalência e gravidade. **Ata Odontol Scand** 1963;21:533-51.
51. **Lindhe J, Meyle J, Grupo D do Workshop Europeu de Periodontologia.** Doenças peri-implantares: relatório de consenso do Sexto Workshop Europeu de Periodontologia. **J Clin Periodontol** 2008;35(8):282-285.
52. **Becker ST, Beck-Broichsitter BE, Rossmann CM, Behrens E, Jochens A, Wiltfang J.** Sobrevivência a longo prazo de implantes dentários Straumann com superfícies TPS: Um estudo retrospetivo com um acompanhamento de 12 a 23 anos. **Clin Implant Dent Rel Res** 2016;18(3):480-8.
53. **Branemark PI.** Osseointegração e seus antecedentes experimentais. **J Prosthet Dent** 1983;50(3):399-410.
54. **Branemark PI.** Tissue integrated prostheses. Osseointegração em odontologia clínica **Quintessence, Chicago** 1985:11-76.
55. **Esposito M, Ardebili Y, Worthington HV.** Intervenções para substituição de dentes perdidos: diferentes tipos de implantes dentários. **The Cochrane Library** 2014 Jan 1.
56. **Baumgarten H, Cocchetto R, Testori T, Meltzer A, Porter S.** Um novo desenho de implante para preservação da crista óssea: observações iniciais e relato de caso. Procedimentos práticos e medicina dentária estética: **PPAD** 2005;17(10):735-40.
57. **Sculean A, Gruber R, Bosshardt DD.** Cicatrização de feridas em tecidos moles à volta de dentes e implantes dentários. **J Clin Periodontol** 2014;41:6-22.
58. **Tomasi C, Tessarolo F, Caola I, Wennstrom J, Nollo G, Berglundh T.** Morfogénese da mucosa peri-implantar revisitada: um estudo experimental em humanos. **Clin Oral Imp Res** 2014;25:997-1003.
59. **Schwarz F, Ferrari D, Herten M, Mihatovic I, Wieland M, Sager M, et al.** Efeitos da hidrofilicidade e microtopografia da superfície nas fases iniciais da integração de tecidos moles e duros em implantes de titânio não submersos: um estudo imunohistoquímico em cães.

J Periodontol 2007;78:2171-2184.

60. **Jivraj S, Chee W.** Planeamento do tratamento de implantes na zona estética. **BDJ** 2006;201:77-89.

61. **Upadhyaya C, Humagain M.** The pattern of tooth loss due to dental caries and periodontal disease among patients attending dental department (OPD),
Hospital de Dhulikhel, Hospital Universitário de Ensino de Katmandu (KUTH), Nepal. **Kathmandu Univ Med J** 2009;7(25):59-62.

62. **Oh TJ, Yoon J, Misch CE, Wang HL.** As causas da perda óssea precoce de implantes: mito ou ciência? **J Periodontol** 2002;73(3):322-33.

63. **Schou S, Holmstrup P, Hj0rting-Hansen E, Lang NP.** Reacções do tecido marginal induzidas pela placa bacteriana em implantes orais osseointegrados: uma revisão da literatura. **Clin Oral Implants Res** 1992;3(4):149-61.

64. **Pathak AK, Goel K, Shakya V, Tiwari AK.** Parâmetros periodontais em torno de implantes e dentes naturais. **Natl J Maxillofac Surg** 2016;7(1):52-55.

65. **Albrektsson T, Dahl E, Enbom L, Engevall S, Engquist B, Erikksson AR, et al.** Implantes orais osteointegrados - Um estudo multicêntrico sueco de 8139 implantes Nobelpharma inseridos consecutivamente. **J Periodontol** 1988;59:287-296.

66. **Lang NP, Wetzel AC, Stich H, Caffesse RG.** Histologic probe penetration in healthy and inflamed peri-implant tissues (Penetração da sonda histológica em tecidos peri-implantares saudáveis e inflamados). **Clin Oral Implants Res** 1994;5(4):191-201.

67. **Luterbacher S, Mayfield L, Bragger U, Lang NP.** Caraterísticas de diagnóstico dos testes clínicos e microbiológicos para monitorizar as condições dos tecidos da mucosa periodontal e peri-implantar durante a terapia periodontal de suporte (SPT). **Clin Oral Implants Res** 2000;11(6):521-9.

68. **Adell R, Lekholm U, Rockier B, Branemark PI.** Um estudo de 15 anos de implantes osseointegrados no tratamento da mandíbula edêntula. **Int J Oral Surg** 1981;10:387-416.

69. **Buser D, Weber HP, Bragger U.** O tratamento de pacientes parcialmente edêntulos com implantes de parafuso oco ITI: Avaliação pré-cirúrgica e procedimentos cirúrgicos. **Int J Oral Maxillofac Implants** 1990;5:165-75.

70. **Laurito D, Lamazza L, Spink MJ, De Biase A.** Prótese de implante dentário suportada por tecidos (overdenture): a procura do protocolo ideal. Uma revisão da literatura. **Ann Stomatol (Roma)** 2012;3(1):2-10.

71. **Dhir S.** Significado e relevância clínica da largura biológica para a implantologia dentária. **J Interdiscip Dentistry** 2012;2:84-91.

72. **Abrahamsson I, Berglundh T, Sekino S, Lindhe J.** Reacções dos tecidos ao deslocamento do pilar: Um estudo experimental em cães. **Clin Implant Dent Rel Res** 2003;5:82-88.

73. **Sanz M, Cecchinato D, Ferrus J, Pjetursson EB, Lang NP, Lindhe J.** Um ensaio clínico prospetivo, aleatório e controlado para avaliar a preservação óssea utilizando implantes com diferentes geometrias colocados em alvéolos de extração no maxilar. **Clin Oral Implants Res** 2010; 21:13-21.

74. **Ferrus, J., Cecchinato, D., Pjetursson, E.B., Lang, N.P., Sanz, M. & Lindhe, J.** Factores que influenciam as alterações do rebordo após a colocação imediata de implantes em alvéolos de extração. **Clin Oral Implants Res** 2010;21:22-29.

75. **Hansson S.** Uma interface cónica implante-pilar ao nível do osso marginal melhora a distribuição das tensões no osso de suporte. Uma análise de elementos finitos axissimétrica.

Clin Oral Implants Res 2003;14:286- 293.
76. **Mailoa J, Fu JH, Chan HL, Khoshkam V, Li J, Wang HL.** O Efeito da Posição Vertical do Implante em Relação aos Dentes Adjacentes na Perda Óssea Marginal nas Arcadas Posteriores: Um Estudo Retrospetivo. **Int J Oral Maxillofac Implants** 2015;30(4):931-6.
77. **Cardaropoli G, Wennstrom JL, Lekholm U.** Alterações ósseas peri-implantares em relação às distâncias inter-unidades. Um estudo retrospetivo de 3 anos. **Clin Oral Implants Res** 2003;14:430-436.
78. **Wilson DJ**. Mapeamento do rebordo para determinação da largura do rebordo alveolar. **Int J Oral Maxillofac Implants** 1989;4(1):41-3.
79. **Traxler M, Ulm C, Solar P, Lill W.** Medição ultra-sonográfica versus mapeamento para determinação da largura do rebordo residual. **J Prosthet Dent** 1992;67(3):358-61.
80. **Luk LC, Pow EH, Li TK, Chow TW.** Comparação do mapeamento do rebordo e da tomografia computorizada de feixe cónico para o planeamento da terapia com implantes dentários. **Int J Oral Maxillofac Implants** 2011;26:70-4.
81. **Chen LC, Lundgren T, Hallstrom H, Cherel F.** Comparação de diferentes métodos de avaliação das dimensões do rebordo alveolar antes da colocação de implantes dentários. **J Periodontol** 2008;79:401-5.
82. **Castro-Ruiz CT, Noriega J, Guerrero ME.** Validade do mapeamento do rebordo e da tomografia computorizada de feixe cónico na terapia de implantes dentários. **J Indian Soc Periodontol** 2015;19(3):290-3.
83. **Ahmed A, Bede S.** A precisão do procedimento de mapeamento do rebordo na determinação da largura do rebordo alveolar. **J Bagh College Dentistry** 2018;30(4):24-27.
84. **Chugh A, Bhisnoi P, Kalra D, Maggu S, Singh V.** Avaliação comparativa de três métodos diferentes para avaliar a dimensão do rebordo alveolar antes da colocação de implantes: Um estudo in vivo. **J Dent Implant** 2013;3:101-110.
85. **Perez LA, Brooks SL, Wang HL, Eber RM.** Comparação da tomografia linear e do mapeamento direto da crista para a determinação das dimensões da crista edêntula em cadáveres humanos. **Oral Surg Oral Med Oral Pathol Oral Radiol Endod** 2005;99:748-54.
86. **Maheshwari E, Rathinavelu P, Indiran M, Doraikannan S, Prabkakar J.** Satisfação auto-relatada pelo paciente com o tratamento de implantes dentários entre pacientes ambulatoriais que visitam - Um Hospital Privado da Faculdade de Odontologia. **Drug Invention Today** 2018;10(3):3344-51.
87. **Chun JS, Har A, Lim HP, Lim HJ.** A análise da relação custo-eficácia do implante e da prótese dentária fixa convencional. **J Adv Prosthodont** 2016;8(1):53-61.

10 Tabelas

Tabela 1: Estatísticas descritivas para o parâmetro idade e género

Parâmetros	Níveis	Grupos	
		Controlo (n=10)	Teste (n=10)
Idade (em anos)		51.00 ± 18.10	42.13±11.89
Género[N.º(%)]	*Masculino*	7 (70)	6 (60)
	Feminino	3 (30)	4 (40)

Tabela 2: Comparação do índice de placa bacteriana e gengival em diferentes momentos entre dois grupos e também em todos os momentos para cada grupo

z	Pontos de tempo	Grupos [Média ± DP (Mediana)]		valor de p*
		Controlo (n=10)	Teste (n=10)	
Índice de placas	*Base de referência*	1.05 ± 0.39 (1.00)	1.12 ± 0.32 (1.00)	0,6577 (NS)
	3 meses	0.97 ± 0.27 (0.98)	1.10 ± 0.12 (1.07)	0,0551 (NS)
	6 meses	0.91 ± 0.17 (0.89)	1.01 ± 0.04 (1.00)	0,0709 (NS)
valor de p		0,1603 (NS)	0,1166 (NS)	
Índice gengival	*Linha de base*	0,80 ± 0,23[a] (0,89)	0.87 ± 0.11 (0.84)	0,3889 (NS)
	3 meses	0,68 ± 0,16[b] (0,72)	0.82 ± 0.15 (0.74)	0,0639 (NS)
	6 meses	0,58 ± 0,12[c] (0,60)	0.75 ± 0.13 (0.72)	0.0051 (S)
valor de p*		0.0197 (S)	0,0894 (NS)	

*Obtido através do teste t de Student; ^Obtido através de ANOVA de medidas repetidas; S: Significativo; NS: Não significativo

a, b, c A comparação emparelhada revelou uma diferença média estatisticamente significativa do índice gengival entre quaisquer dois momentos, conforme indicado por diferentes sobrescritos.

Tabela 3: Comparação dos parâmetros BOP e PIPD em diferentes momentos entre os dois grupos e também comparação do parâmetro PIPD entre os momentos para cada grupo

Ponto de tempo	Níveis	Grupos		valor de p
		Controlo (n=10)	Teste (n=10)	
BOP [N.º (%)]				
3 meses	*Presente*	1 (10)	1 (10)	0,9999 (NS)*
	Ausente	9 (90)	9 (90)	
6 meses	*Presente*	0	0	-
	Ausente	10 (100)	10(100)	
PIPD [Média ± DP (Mediana)] em mm				
3 meses		1.70 ± 0.28 (1.63)	1.40 ± 0.43 (1.38)	0,0838 (NS)*
6 meses		2.10 ± 0.43 (2.25)	1.60 ± 0.32 (1.50)	0.0088 (S)*
valor de p*		0.0011 (S)	0,0528 (NS)	

*Obtido através do teste do Qui-quadrado de Pearson; ^Obtido através do teste t de Student; ^Obtido através do teste t emparelhado; S: Significativo; NS: Não significativo

Tabela 4: Comparação da altura (distância da JCE à crista alveolar) nas zonas mesial e distal em diferentes momentos entre os dois grupos e também entre os momentos para cada grupo (medições clínicas) [em mm]

Ponto de tempo	Grupos [Média ± DP (Mediana)]		valor de p*
Mesial	**Controlo (n=10)**	**Teste (n=10)**	
Linha de base	2.35 ± 0.71 (2.50)	2.00 ± 0.78 (2.00)	0,3083 (NS)
6 meses	2.80 ± 0.67 (2.75)	2.30 ± 0.86 (2.00)	0,1642 (NS)
valor de p*	< 0,0001 (HS)	0,0510 (NS)	
Distal	**Controlo (n=7)**	**Teste (n=8)**	
Base de referência	2.14 ± 0.85 (2.00)	1.81 ± 0.80 (1.75)	0,4550 (NS)
6 meses	2.64 ± 0.63 (2.50)	2.19 ± 0.46 (2.00)	0,1412 (NS)
valor de p*	0.0177 (S)	0.0479 (S)	

***Obtido através do teste t de Student; ^Obtido através do teste t emparelhado; S: Significativo; NS: Não significativo**

Tabela 5: Comparação da altura (distância da JCE à crista alveolar) nos locais mesial e distal em diferentes pontos de tempo entre dois grupos e também entre pontos de tempo para cada grupo (medições CBCT) [em mm]

Ponto de tempo	Grupos [Média ± DP (Mediana)]		valor de p†
Mesial	**Controlo (n=10)**	**Teste (n=10)**	
Base de referência	2.53 ± 0.73 (2.75)	2.66 ± 0.83 (2.55)	0,7145 (NS)
6 meses	2.97 ± 0.79 (3.15)	2.90 ± 1.04 (2.80)	0,8675 (NS)
valor de p*	< 0,0001 (HS)	0.0368 (S)	
Distal	**Controlo (n=7)**	**Teste (n=8)**	
Linha de base	1.84 ± 1.27 (1.40)	2.29 ± 0.60 (2.10)	0,3921 (NS)
6 meses	2.26 ± 1.22 (1.90)	2.50 ± 0.69 (2.35)	0,6364 (NS)
valor de p*	< 0,0001 (HS)	0.0081 (S)	

*Obtido através do teste t de Student; ^Obtido através do teste t emparelhado; HS: Altamente significativo; S: Significativo; NS: Não significativo

Tabela 6: Comparação da medição CBCT: Ombro do implante até ao primeiro BIC em diferentes pontos temporais entre dois grupos e também entre pontos temporais para cada grupo (em mm)

Ponto de tempo	Grupos [Média ± DP (Mediana)]		valor de p*
	Controlo (n=10)	**Teste (n=10)**	
Base de referência	0.00 ± 0.00 (0.00)	0.00 ± 0.00 (0.00)	-

6 meses	1.22 ± 0.23 (1.20)	0.74 ± 0.41 (0.80)	0.0061 (S)
valor de p*	< 0,0001 (HS)	< 0,0001 (HS)	

*Obtido através do teste t de Student; ^Obtido através do teste t emparelhado; HS: Altamente significativo; S: Significativo; NS: Não significativo

Tabela 7: Comparação da altura (distância da JCE à crista alveolar) nos locais mesial e distal em diferentes pontos temporais entre as medições clínicas e da TCFC para dois grupos e também entre pontos temporais para cada grupo. [em mm]

Grupos	Lados	Ponto de tempo	Locais [Média ± DP (Mediana)]		valor de p*
			Clínica	CBCT	
Controlo	Mesial	Linha de base	2.35 ± 0.71 (2.50)	2.53 ± 0.73 (2.75)	0,5831 (NS)
		6 meses	2.80 ± 0.67 (2.75)	2.97 ± 0.79 (3.15)	0,6101 (NS)
		valor de p*	< 0,0001 (HS)	< 0,0001 (HS)	
	Distal	Linha de base	2.14 ± 0.85 (2.00)	1.84 ± 1.27 (1.40)	0,6059 (NS)
		6 meses	2.64 ± 0.63 (2.50)	2.26 ± 1.22 (1.90)	0,4725 (NS)
		valor de p*	0.0177 (S)	< 0,0001 (HS)	
Teste	Mesial	Linha de base	2.00 ± 0.78 (2.00)	2.66 ± 0.83 (2.55)	0,0835 (NS)
		6 meses	2.30 ± 0.86 (2.00)	2.90 ± 1.04 (2.80)	0,1768 (NS)
		valor de p*	0,0510 (NS)	0.0368 (S)	
	Distal	Linha de base	1.81 ± 0.80 (1.75)	2.29 ± 0.60 (2.10)	0,2077 (NS)
		6 meses	2.19 ± 0.46 (2.00)	2.50 ± 0.69 (2.35)	0,3325 (NS)
		valor de p*	0.0479 (S)	0.0081 (S)	

*Obtido através do teste t de Student; ^Obtido através do teste t emparelhado; HS: Altamente Significativo; S: Significativo; NS: Não Significativo

Tabela 8: Comparação da largura do rebordo alveolar a 2 mm e 4 mm em diferentes momentos para o grupo de teste e de controlo e também comparação entre as medições clínicas e de CBCT ao longo dos momentos para cada grupo. (em mm)

Grupos	Distância	Ponto de tempo	Locais [Média ± DP (Mediana)]		valor de p*
			Clínica	CBCT	
Controlo	2mm	Base de referência	9.05 ± 1.32 (9.50)	9.19 ± 1.42 (9.65)	0,8218 (NS)
		6 meses	8.75 ± 1.32 (9.25)	8.94 ± 1.44 (9.50)	0,7615 (NS)
	p-valor-t		0.0051 (S)	< 0,0001 (HS)	
	4mm	Linha de base	11.35 ± 2.16 (11.75)	11.64 ± 2.18 (12.20)	0,7683 (NS)
		6 meses	11.00 ± 2.09 (11.25)	11.39 ± 2.13 (11.85)	0,6844 (NS)
	p-\;ilue:t		0.0013 (S)	< 0,0001 (HS)	
Teste	2mm	Linha de base	8.35 ± 1.25 (8.25)	8.52 ± 1.39 (8.15)	0,7768 (NS)
		6 meses	8.25 ± 1.14 (8.25)	8.27 ± 1.27 (8.00)	0,9708 (NS)
	p-\;ilue:t		0,1679 (NS)	0.0047 (S)	

	4mm	Linha de base	10.20 ± 1.40 (10.50)	10.44 ± 1.75 (10.60)	0,7388 (NS)
		6 meses	10.05 ± 1.34 (10.00)	10.18 ± 1.68 (10.35)	0,8508 (NS)
	p-\;ilue[t]		0,0811 (NS)	0.0043 (S)	

^Obtido através do teste t emparelhado; HS: Altamente significativo; S: Significativo; NS: Não significativo

Tabela 9: Distribuição dos pacientes de acordo com o seu nível de satisfação com o procedimento para dois grupos

Perguntas		**Grupo [N.º (%)]**	
		Controlo	**Teste**
Q1	*Sim*	6 (100)	7 (100)
Q2	*Sim*	6 (100)	7 (100)
Q3	*Sim*	6 (100)	7 (100)
Q4	*Sim*	6 (100)	7 (100)
Q5	*Sim*	6 (100)	7 (100)
Q6	*Não*	0	2 (28.57)
	Sim	6 (100)	5 (71.43)
Q7	*Não*	3 (50)	0
	Sim	3 (50)	7 (100)
Q8	*Não*	1 (16.67)	1 (14.29)
	Sim	5 (83.33)	6 (85.71)
Q9	*Sim*	6 (100)	7 (100)
Q10	*Sim*	6 (100)	7 (100)

11 Números

Figura 1: Gráfico de colunas que mostra a idade média dos doentes nos dois grupos de estudo

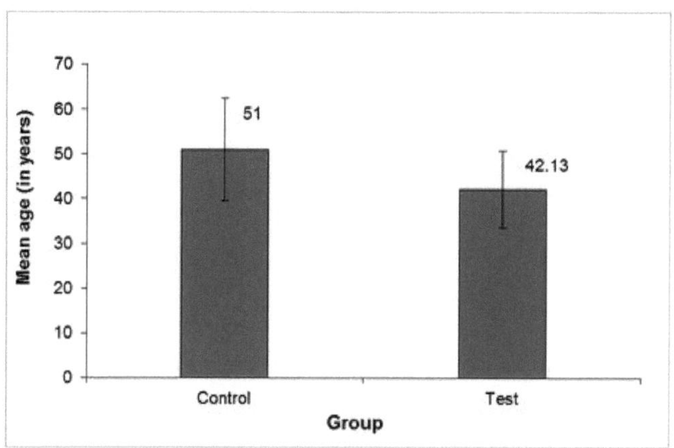

Figura 2: Gráfico de colunas que mostra a distribuição dos doentes por género nos dois grupos de estudo

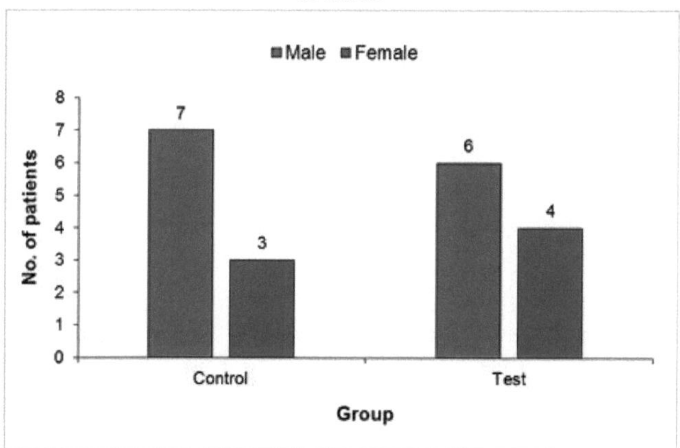

Figura 3: Gráfico de colunas que mostra o índice de placa médio nos dois grupos de estudo em cada momento

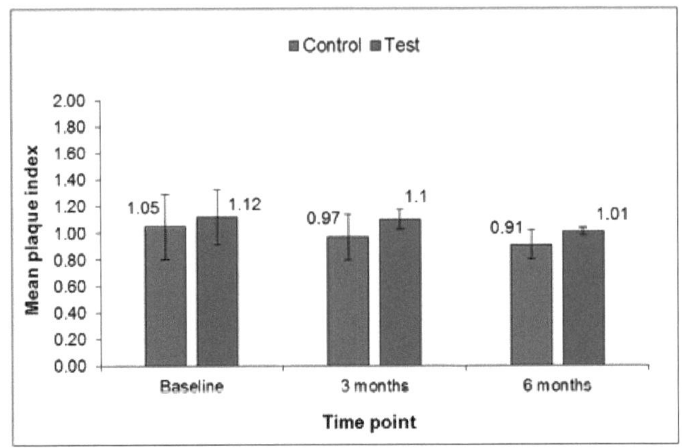

Figura 4: Gráfico de colunas que mostra o índice gengival médio nos dois grupos de estudo em cada momento

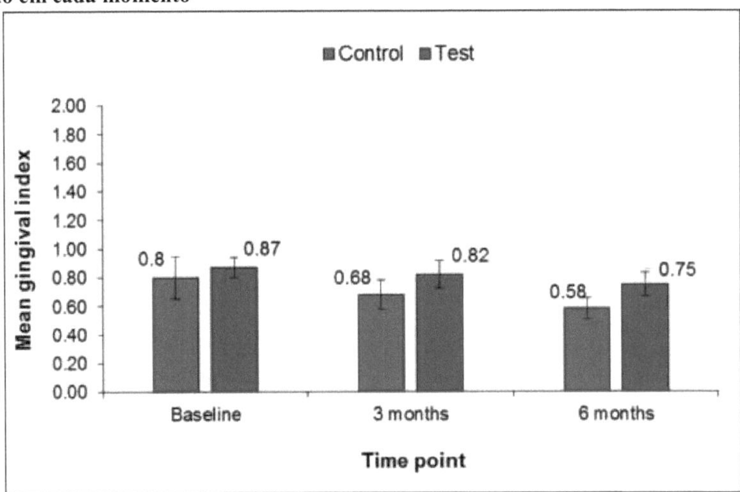

Figura 5: Gráfico de colunas que mostra a distribuição dos doentes de acordo com a presença e ausência de BOP em diferentes momentos entre os dois grupos de estudo

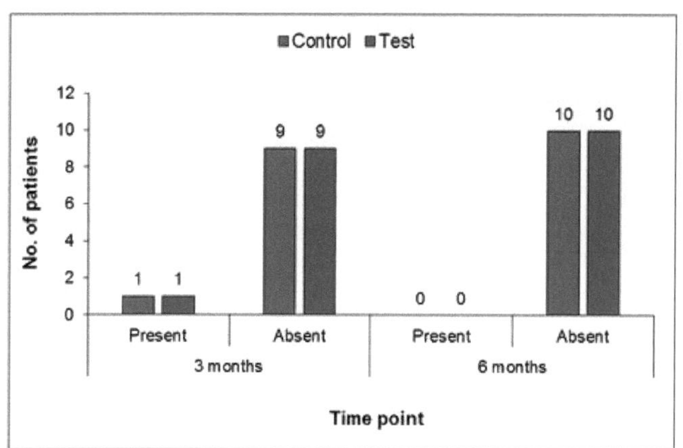

Figura 6: Gráfico de linhas que mostra o PIPD médio (em mm) entre os dois grupos de estudo em diferentes momentos

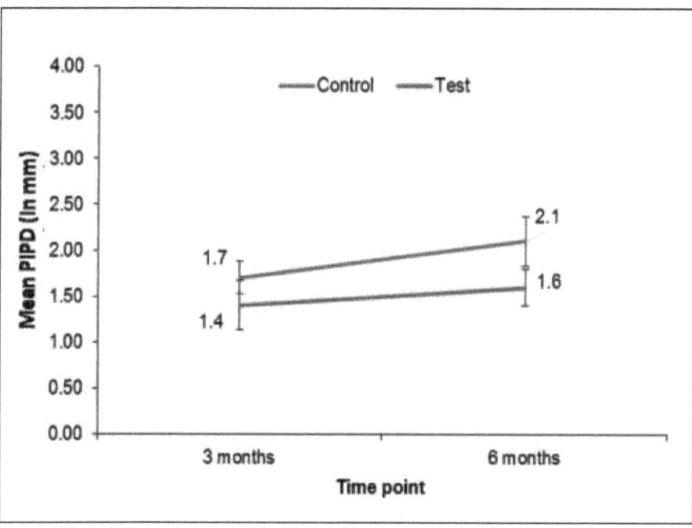

Figura 7: Gráfico de linhas mostrando a distância média da JCE à crista alveolar na mesial entre os dois grupos de estudo em diferentes momentos (medida clínica em mm)

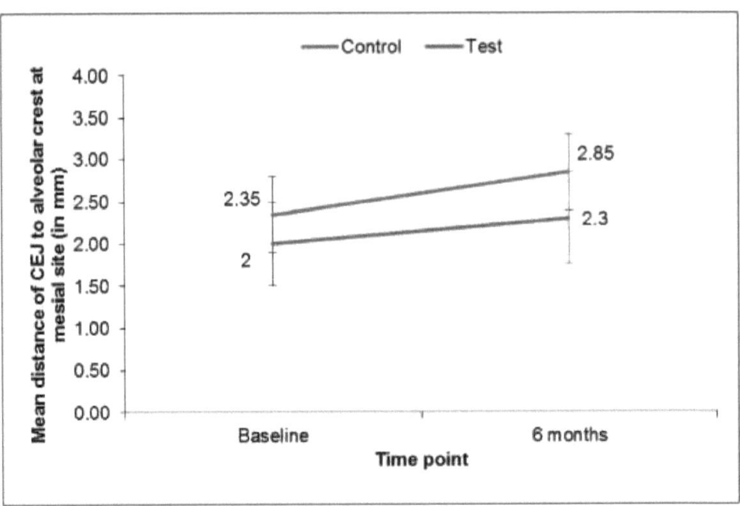

Figura 8: Gráfico de linhas que mostra a distância média da JCE à crista alveolar na zona distal entre os dois grupos de estudo em diferentes momentos (medição clínica em mm)

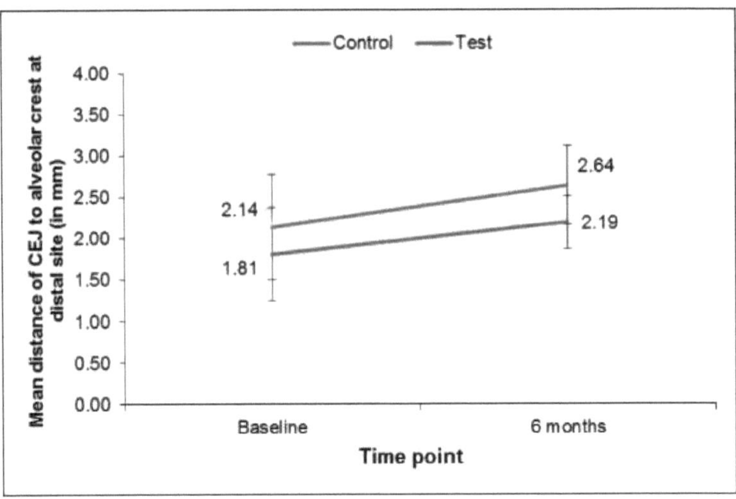

Figura 9: Gráfico de linhas que mostra a distância média da JCE à crista alveolar na mesial entre os dois grupos de estudo em diferentes momentos (medição CBCT em mm)

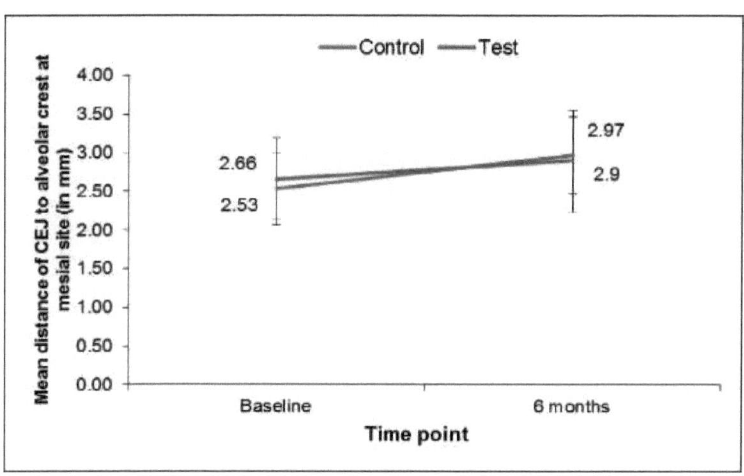

Figura 10: Gráfico de linhas que mostra a distância média da JCE à crista alveolar na zona distal entre os dois grupos de estudo em diferentes momentos (medição por CBCT em mm)

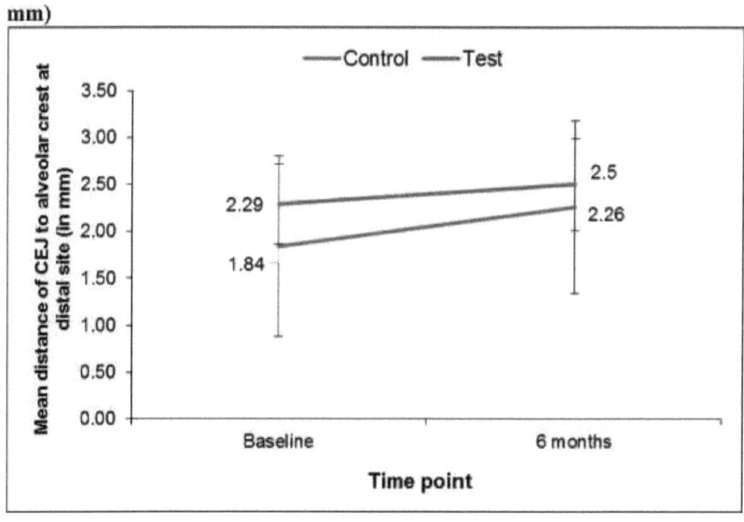

Figura 11: Gráfico de linhas mostrando a medição média da CBCT: Ombro do implante até ao primeiro BIC entre os dois grupos de estudo em diferentes momentos (em mm)

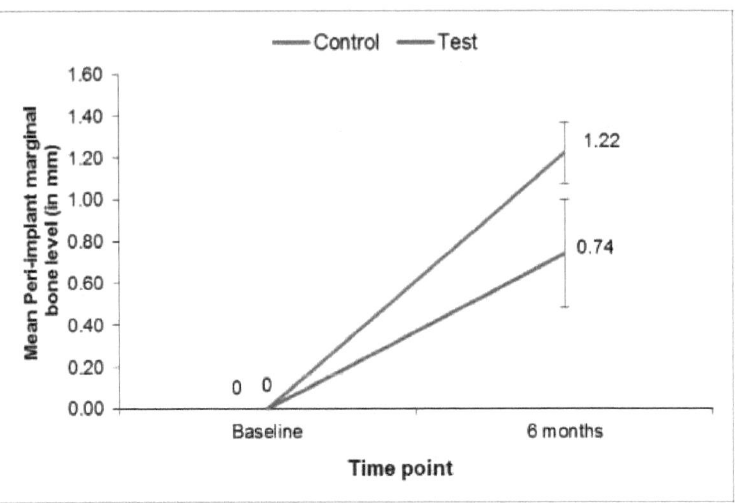

Figura 12: Gráfico de linhas que mostra a distância média das medições da JCE à crista alveolar entre os locais clínicos e os locais da TCFC em diferentes pontos temporais para cada local no grupo de controlo (em mm)

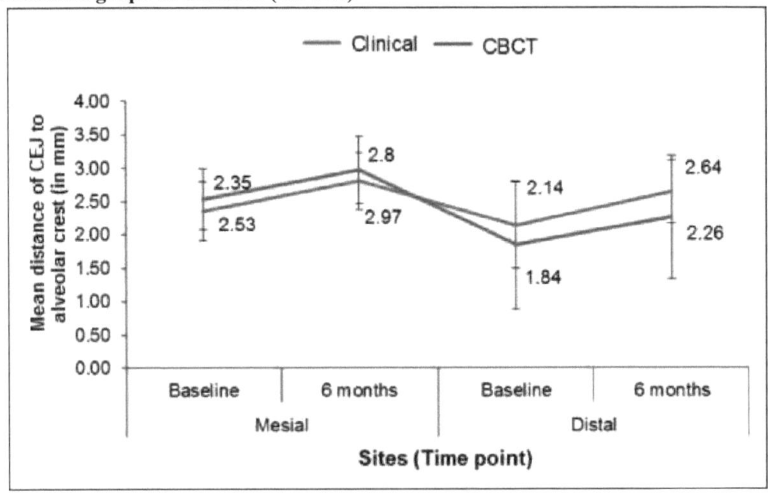

Figura 13: Gráfico de linhas que mostra a distância média das medições da JCE à crista alveolar entre os locais clínicos e de TCFC em diferentes pontos de tempo para cada local no grupo de teste (em mm)

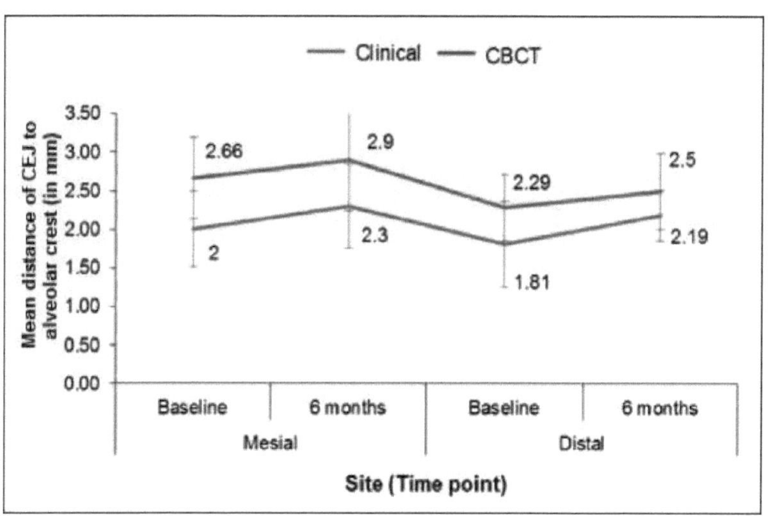

Figura 14: Gráfico de linhas que mostra as medições médias da largura do rebordo alveolar em diferentes momentos entre os locais clínicos e de TCFC para cada distância no grupo de controlo (em mm)

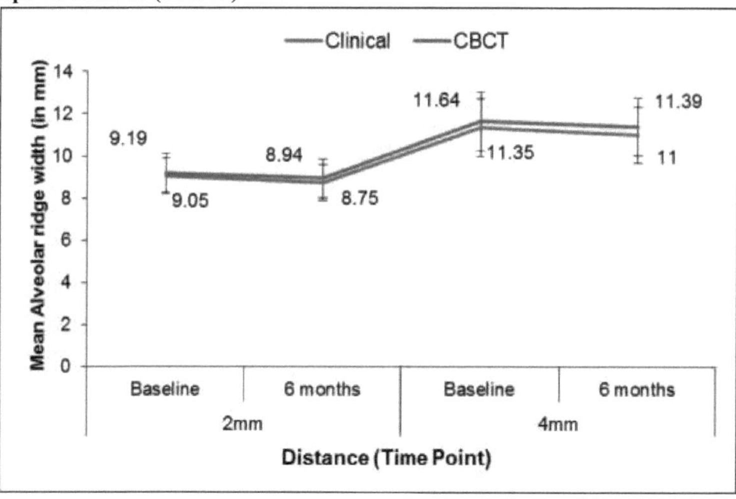

Figura 15: Gráfico de linhas que mostra as medições médias da largura do rebordo alveolar em diferentes pontos temporais entre os sítios clínicos e de CBCT para cada distância no grupo de teste (em mm)

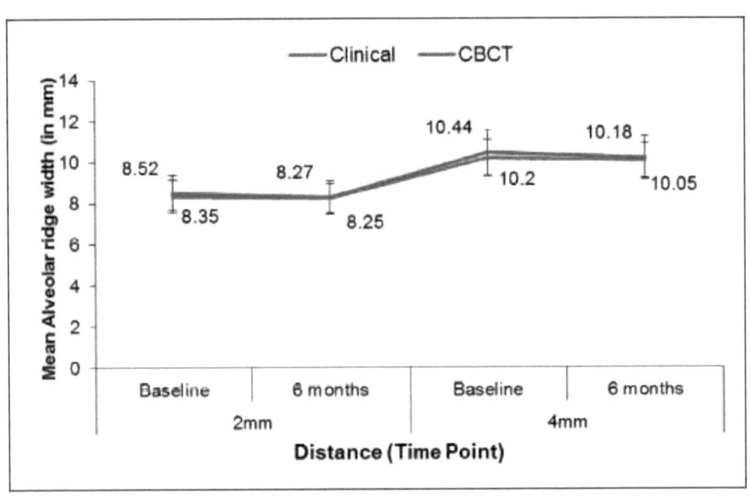

Clinical
CBCT
Mean Alveolar ridge width (in mm)
14
12
10
8
6
4
2
0
8.52
8.35
8.27
8.25
10.44
10.2
10.18
10.05
Baseline
6 months
Baseline
6 months
2mm
4mm
Distance (Time Point)

12 CARTA MAGNA

Índice de placas

N.º Sr.	Linha de base	3 meses	6 meses
1	0.75	0.80	0.89
2	0.75	0.80	0.89
3	0.75	0.80	0.89
4	0.58	0.50	0.50
5	1.00	1.00	0.87
6	1.00	1.00	0.87
7	1.70	1.39	1.09
8	1.70	1.39	1.09
9	1.06	1.08	1.00
10	1.16	0.95	1.00
11	1.15	1.00	1.00
12	0.75	1.06	0.96
13	1.00	1.15	1.00
14	1.00	1.15	1.00
15	1.00	1.15	1.00
16	1.00	1.08	1.00
17	1.70	1.00	1.09
18	1.70	1.00	1.09
19	0.87	1.39	1.00
20	1.00	1.00	1.00

Índice gengival

N.º Sr.	Linha de base	3 meses	6 meses
1	0.60	0.75	0.60
2	0.60	0.75	0.60
3	0.60	0.75	0.60
4	0.38	0.45	0.33
5	0.89	0.50	0.50
6	0.89	0.50	0.50
7	1.00	0.69	0.60
8	1.00	0.69	0.60
9	1.00	1.00	0.75
10	1.00	0.75	0.70
11	1.00	1.09	0.95
12	0.70	0.87	0.87
13	0.80	0.72	0.72
14	0.80	0.72	0.72
15	0.80	0.72	0.72
16	0.88	0.75	0.69
17	1.00	0.69	0.60
18	1.00	0.69	0.60

19	0.75	1.00	0.70
20	0.95	0.95	0.95

PARÂMETROS CLÍNICOS

3 meses

N.º Sr.	Grupo de controlo		Grupo de teste	
	BOP	PIPD	BOP	PIPD
	(P/A)	(mm)	(P/A)	(mm)
1	A	2.00	A	2.25
2	A	2.00	A	1.25
3	P	1.25	A	1.00
4	A	1.50	A	1.00
5	A	1.50	A	1.00
6	A	1.75	P	1.75
7	A	2.00	A	1.50
8	A	2.00	A	1.75
9	A	1.50	A	1.00
10	A	1.50	A	1.50

PARÂMETROS CLÍNICOS

6 meses após o carregamento

N.º Sr.	Grupo de controlo		Grupo de teste	
	BOP	PIPD	BOP	PIPD
	(P/A)	(mm)	(P/A)	(mm)
1	A	2.50	A	2.00
2	A	2.50	A	2.00
3	A	1.50	A	1.50
4	A	2.00	A	1.25
5	A	1.25	A	1.25
6	A	2.25	A	1.75
7	A	2.50	A	1.50
8	A	2.25	A	2.00
9	A	2.00	A	1.25
10	A	2.25	A	1.50

PARÂMETROS CLÍNICOS

Distância entre a JCE e a crista alveolar

Linha de base

N.º Sr.	Grupo de controlo		Grupo de teste	
	Mesial	Distal	Mesial	Distal
	(mm)	(mm)	(mm)	(mm)
1	2.00	A	4.00	3.50
2	3.00	A	1.00	1.00
3	3.00	A	2.00	2.00
4	2.00	2.00	2.00	1.50
5	1.50	2.00	1.50	1.00
6	1.50	2.00	1.50	2.00

7	3.00	1.50	2.00	A
8	3.00	1.50	2.00	A
9	3.00	2.00	2.00	1.50
10	1.50	4.00	2.00	2.00

PARÂMETROS CLÍNICOS

Distância entre a JCE e a crista alveolar

6 meses após o carregamento

N.º Sr.	Grupo de controlo		Grupo de teste	
	Mesial	Distal	Mesial	Distal
	(mm)	(mm)	(mm)	(mm)
1	2.50	A	4.50	3.00
2	3.50	A	2.00	2.00
3	3.50	A	3.00	2.50
4	2.50	2.50	2.00	2.00
5	2.00	2.50	2.00	1.50
6	2.00	2.50	1.50	2.00
7	3.50	2.50	2.00	A
8	3.50	2.50	2.00	A
9	3.50	2.00	2.00	2.00
10	2.00	4.00	2.00	2.50

PARÂMETROS CLÍNICOS

Largura do rebordo alveolar

Linha de base

N.º Sr.	Grupo de controlo		Grupo de teste	
	A 2 mm	A 4 mm	A 2 mm	A 4 mm
	(mm)	(mm)	(mm)	(mm)
1	9.00	14.00	8.00	10.50
2	10.00	11.50	10.50	11.50
3	10.50	14.50	8.50	10.50
4	10.00	12.00	10.00	12.00
5	7.50	8.50	7.00	9.00
6	6.50	8.00	6.50	7.00
7	9.00	11.00	8.00	10.00
8	8.00	9.50	7.50	10.00
9	10.00	12.50	8.50	10.50
10	10.00	12.00	9.00	11.00

PARÂMETROS CLÍNICOS

Largura do rebordo alveolar

6 meses após o carregamento

N.º Sr.	Grupo de controlo		Grupo de teste	
	A 2 mm	A 4 mm	A 2 mm	A 4 mm
	(mm)	(mm)	(mm)	(mm)
1	8.50	13.50	8.00	10.00
2	9.50	11.00	10.00	11.00

3	10.00	14.00	8.50	10.50
4	9.50	11.50	10.00	12.00
5	7.00	8.00	7.00	9.00
6	6.50	8.00	6.50	7.00
7	9.00	11.00	8.00	10.00
8	7.50	9.00	7.50	10.00
9	10.00	12.00	8.50	10.00
10	10.00	12.00	8.50	11.00

PARÂMETROS CBCT

Perda óssea marginal peri-implantar

Linha de base

N.º Sr.	Grupo de controlo	Grupo de teste
1.	0.00	0.00
2.	0.00	0.00
3.	0.00	0.00
4.	0.00	0.00
5.	0.00	0.00
6.	0.00	0.00
7.	0.00	0.00
8.	0.00	0.00
9.	0.00	0.00
10.	0.00	0.00

PARÂMETROS CBCT

Perda óssea marginal peri-implantar

6 meses após o carregamento

N.º Sr.	Grupo de controlo	Grupo de teste
1.	1.50	0.60
2.	1.20	1.00
3.	1.00	0.00
4.	0.90	0.40
5.	1.30	1.00
6.	1.10	1.00
7.	1.60	1.00
8.	1.20	1.40
9.	1.00	0.60
10.	1.40	0.40

PARÂMETROS CBCT

Distância entre a JCE e a crista alveolar

Linha de base

N.º Sr.	Grupo de controlo		Grupo de teste	
	Mesial	Distal	Mesial	Distal
	(mm)	(mm)	(mm)	(mm)
1	2.30	A	4.30	2.30
2	3.30	A	2.30	2.90

3	3.30	A	2.80	1.80
4	1.70	1.00	2.80	1.90
5	1.50	1.50	3.00	3.00
6	1.50	1.50	1.50	1.50
7	3.10	1.40	2.20	A
8	3.10	1.40	2.20	A
9	2.70	1.40	1.90	1.90
10	2.80	4.70	3.60	3.00

PARÂMETROS CBCT

Distância entre a JCE e a crista alveolar

6 meses após o carregamento

N.º Sr.	Grupo de controlo		Grupo de teste	
	Mesial	Distal	Mesial	Distal
	(mm)	(mm)	(mm)	(mm)
1	2.60	A	5.30	2.70
2	3.80	A	2.50	3.30
3	3.90	A	3.10	2.00
4	2.10	1.50	3.10	2.00
5	1.90	1.90	3.20	3.40
6	1.90	1.90	1.70	1.60
7	3.60	1.90	2.00	A
8	3.60	1.90	2.50	A
9	3.10	1.70	2.00	2.00
10	3.20	5.00	3.60	3.00

PARÂMETROS CBCT

Largura do rebordo alveolar

Linha de base

N.º Sr.	Grupo de controlo		Grupo de teste	
	A 2 mm	A 4 mm	A 2 mm	A 4 mm
	(mm)	(mm)	(mm)	(mm)
1	9.60	14.40	8.60	10.60
2	10.10	11.90	10.80	11.70
3	10.50	14.30	8.10	11.40
4	10.90	12.60	10.40	13.30
5	7.50	8.80	8.00	8.90
6	6.70	8.10	6.20	6.80
7	9.40	11.40	8.20	11.20
8	7.60	9.60	7.60	9.70
9	9.70	12.80	7.70	10.20
10	9.90	12.50	9.60	10.60

PARÂMETROS CBCT

Largura do rebordo alveolar

6 meses

N.º Sr.	Grupo de controlo		Grupo de teste	

	A 2 mm	A 4 mm	A 2 mm	A 4 mm
	(mm)	(mm)	(mm)	(mm)
1	9.50	14.20	8.20	10.20
2	9.90	11.50	10.00	11.50
3	10.20	14.00	8.00	10.60
4	10.50	12.20	10.20	13.10
5	7.20	8.60	7.80	8.70
6	6.30	8.00	6.00	6.80
7	9.20	11.20	8.00	11.00
8	7.40	9.40	7.50	9.40
9	9.50	12.50	7.60	10.00
10	9.70	12.30	9.40	10.50

FORMULÁRIO DE HISTORIAL DE CASOS

"Avaliação comparativa do pilar definitivo versus a desconexão e reconexão repetida do pilar nos tecidos peri-implantares: Um ensaio clínico e radiográfico prospetivo".

OPD NO:
DATA:
TELEFONE
NOME:
IDADE/SEXO:
ENDEREÇO:
OCUPAÇÃO:
QUEIXA PRINCIPAL:
HISTÓRIA DENTÁRIA ANTERIOR:
HISTÓRIA MÉDICA ANTERIOR:
HÁBITO DE HIGIENE ORAL:
DENTES PRESENTES:

PLAQUE INDEX ***(Sillness and Loe 1964)*** **Baseline**

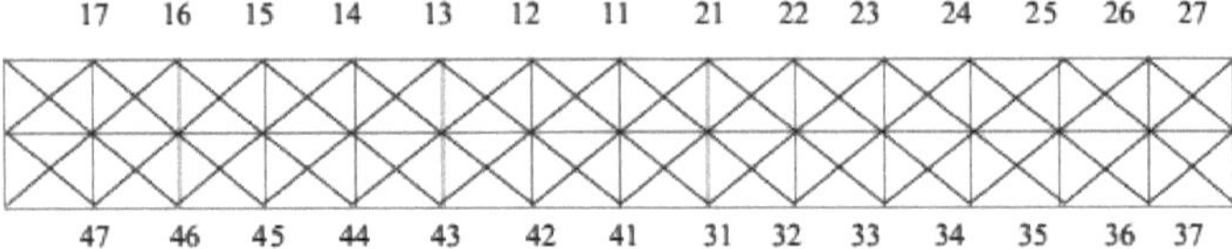

SCORE: $\frac{\text{Total scores of all teeth}}{\text{Total number of teeth examined}}$

PLAQUE INDEX ***(Sillness and Loe 1964)*** **3 months**

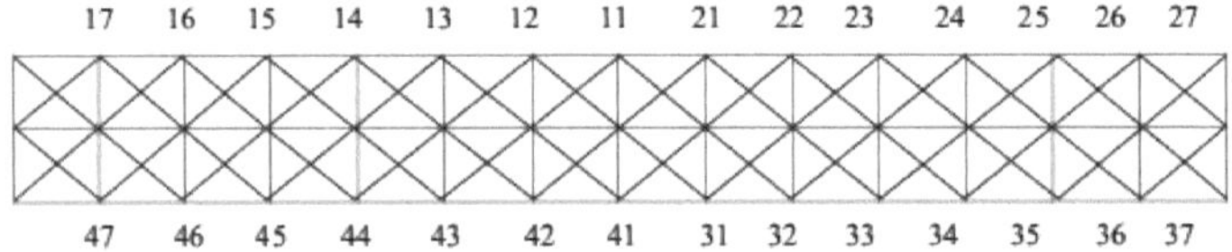

SCORE: $\frac{\text{Total scores of all teeth}}{\text{Total number of teeth examined}}$

PLAQUE INDEX ***(Sillness and Loe 1964)*** **6 months after loading**

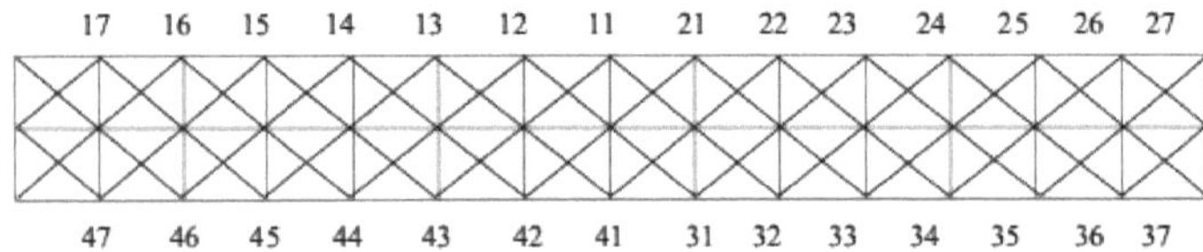

SCORE: $\frac{\text{Total scores of all teeth}}{\text{Total number of teeth examined}}$

GINGIVAL INDEX *(Loe and Sillness 1963)* Baseline

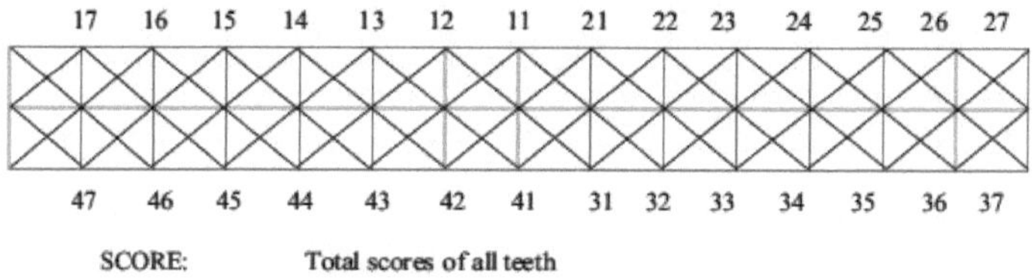

SCORE: Total scores of all teeth
Total number of teeth examined

GINGIVAL INDEX *(Loe and Sillness 1963)* 3 months

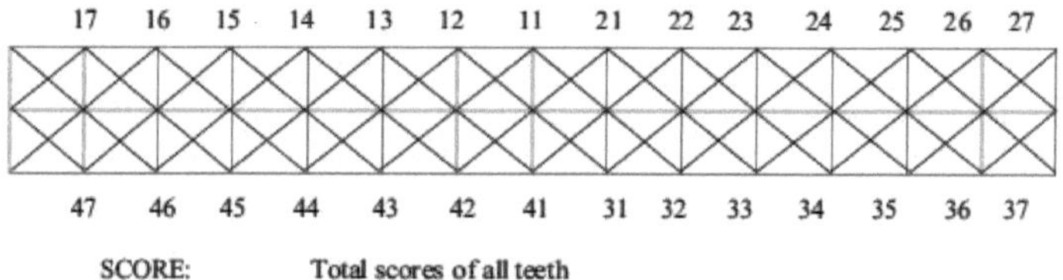

SCORE: Total scores of all teeth
Total number of teeth examined

GINGIVAL INDEX *(Loe and Sillness 1963)* 6 months after loading

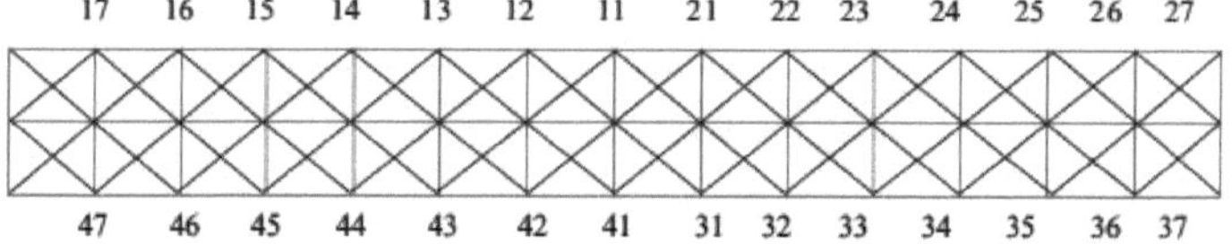

SCORE: Total scores of all teeth
Total number of teeth examined

PROBING POCKET DEPTH (mm): At 3 months

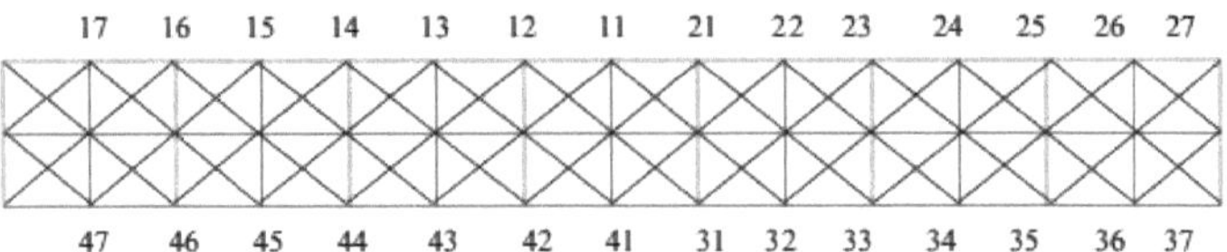

PROBING POCKET DEPTH (mm): At 6 months after loading

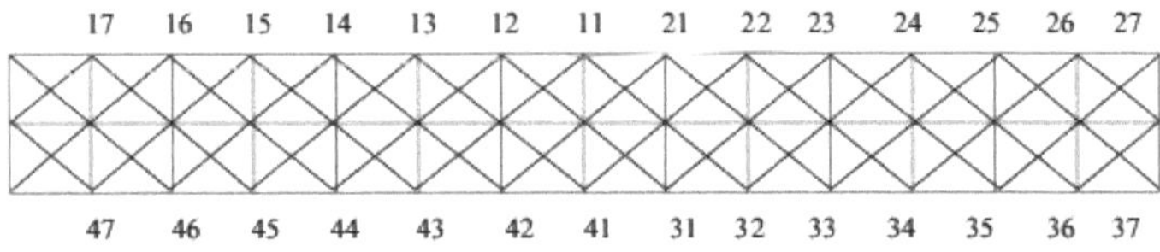

ACHADOS CLÍNICOS:

Hemorragia à sondagem:

3 meses-

6 meses após o carregamento-

Achados em tecidos duros:

a) Base de referência

Largura		Altura a partir do CEJ	
A 2 mm	A 4 mm	Mesial	Distal

b) 6 meses após o carregamento

Largura		Altura a partir do CEJ	
A 2 mm	A 4 mm	Mesial	Distal

Quaisquer outras conclusões:

AVALIAÇÃO DO CBCT:

Implantar o ombro no BIC:

Achados nos tecidos duros:

a) CBCT de base

Largura		Altura a partir do CEJ	
A 2 mm	A 4 mm	Mesial	Distal

b) 6 meses após o carregamento

CBCT

Largura		Altura a partir do CEJ	
A 2 mm	A 4 mm	Mesial	Distal

Quaisquer outras conclusões:

ESPECIFICAÇÕES DO IMPLANTE:

13 QUESTIONÁRIO

"Avaliação comparativa do pilar definitivo versus
a desconexão e reconexão repetida
do pilar convencional
nos tecidos peri-implantares: Um
ensaio clínico e radiográfico prospetivo".

Nome:

Idade/Sexo:

1. Está satisfeito com a capacidade de mastigação dos seus dentes implanto-suportados?

Sim Não

2. Está satisfeito com o aspeto dos seus dentes implanto-suportados?

Sim Não

3. Sente alguma diferença entre os dentes naturais e os dentes suportados por implantes?

Sim Não

4. Sente-se confortável com os dentes suportados por implantes?

Sim Não

5. É confortável falar com os dentes suportados por implantes?

Sim Não

6. Sente que é fácil manter a limpeza à volta dos seus implantes?

Sim Não

7. Está satisfeito com a duração do tratamento?

Sim Não

8. Considera que este tratamento é rentável?

Sim Não

9. Voltaria a submeter-se ao mesmo tratamento?

Sim Não

10. Recomendaria o tratamento aos seus amigos ou familiares?

Sim Não

Formulário de consentimento informado (confidencial)

"Avaliação comparativa do pilar definitivo versus
a desconexão e reconexão repetida
do pilar convencional
nos tecidos peri-implantares: Um
ensaio clínico e radiográfico prospetivo".

NOME: Sr./Mestre/Sra./Sra.

Residente de:

anos de idade ,

exercendo a minha livre vontade/escolha, sem qualquer tipo de pressão/incentivo, dou o meu consentimento para que o projeto seja conduzido pelo **Dr.**

Confirmo que recebi a "ficha de informação do doente" e que o médico me informou sobre este projeto de investigação de forma adequada e suficiente para mim.

Aceito submeter-me à colocação cirúrgica de implantes dentários.

Autorizo a colocação de implantes nas zonas dos dentes .

Decidi submeter-me a este procedimento depois de considerar as formas alternativas de tratamento para a minha condição, que incluem não fazer qualquer tratamento, próteses totais ou parciais, ou pontes fixas ou amovíveis. Cada uma destas formas alternativas de tratamento tem os seus próprios benefícios, riscos e complicações potenciais que me foram explicados.

Autorizo a realização de radiografias, fotografias, análises ao sangue e outros exames, se necessário.

Autorizo a administração de anestesia ou outros medicamentos antes, durante ou após o procedimento por pessoal qualificado. Compreendo que todos os medicamentos anestésicos ou sedativos incluem o potencial muito raro de riscos ou complicações, tais como danos em órgãos vitais, incluindo o cérebro, o coração, os pulmões, o fígado e os rins; paralisia; paragem cardíaca; e/ou morte por causas conhecidas e desconhecidas.

Compreendo que existem potenciais riscos, complicações e efeitos secundários associados a qualquer procedimento dentário. Embora seja impossível enumerar todos os potenciais riscos, complicações e efeitos secundários, fui informado de alguns dos possíveis riscos, complicações e efeitos secundários da cirurgia de implantes dentários.

Concordo em participar neste projeto e não misturarei quaisquer outros projectos durante o período deste ensaio. Apresentar-me-ei no hospital dentário ou noutro local onde seja convocado nas datas e horas marcadas.

Certifico que li ou mandei ler o conteúdo do presente formulário.

Data

Assinatura do paciente / representante legal autorizado

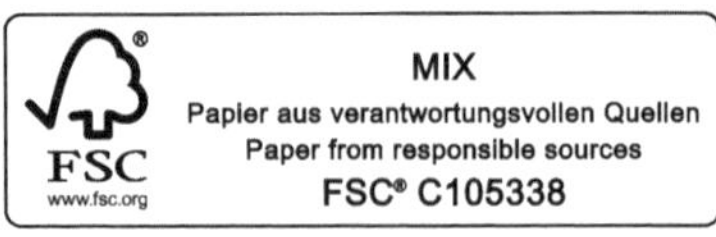

Printed by Books on Demand GmbH, Norderstedt / Germany